医门杂著

顾玉潜 著

中国中医药出版社
·北 京·

图书在版编目（CIP）数据

医门杂著/顾玉潜著．—北京：中国中医药出版社，2013.5（2013.9重印）

ISBN 978-7-5132-1351-6

Ⅰ．①医…　Ⅱ．①顾…　Ⅲ．①中医学-文集　Ⅳ．①R2-53

中国版本图书馆 CIP 数据核字（2013）第 039934 号

中 国 中 医 药 出 版 社 出 版

北京市朝阳区北三环东路 28 号易亨大厦 16 层

邮政编码　100013

传真　010 64405750

北京市泰锐印刷有限责任公司印刷

各地新华书店经销

*

开本 880×1230　1/32　印张 8.25　字数 170 千字

2013 年 5 月第 1 版　2013 年 9 月第 2 次印刷

书号　ISBN 978-7-5132-1351-6

*

定价 20.00 元

网址　www.cptcm.com

林　序

顾玉潜编著的《医门杂著》将要出版了，值得祝贺。此书既有作者几十年临床经验的总结，又有中医"治未病"的养生系列知识，还有医者的心路历程和行医感受的夜话。既综合又全面地介绍了作者的学识和经验。

看了这个书名，让我想起明朝的医家王纶著的《明医杂著》，内容也很广泛，体现了"杂"的特点。当然，古时不少医书其名虽然不杂，但包含的面也很广。如明朝医家陈实功编著的《外科正宗》，除介绍各种外科疾病的辨证施治外，还介绍多种中药的制炼办法，以及调养护理和饮食忌口等内容。书的内容广泛，实用性更强，读者面更广。

顾玉潜是个勤奋的医者，他除了认真的出诊看病，多年以来还参与医学科普写作和编写祖国医史，还受聘于香港中医学会，为当地注册中医负担持续进修课程。他的投身悬壶精神和卓有成效的业绩，值得赞扬。

我知道，荔湾区卫生系统和西关国医馆为发掘祖国医学遗产，发挥医务人员的积极性和自觉性做了许多工作。在四年前西关国医馆出版《名医风采》时，我就期待将有更多的学术论著出版。本书的面世，也体现了他们的重视与支持。我相信，荔湾区医学界为打造名副其实的中医强市强区会作出更多贡献。

　　是为序。

广州市中医学会理事长

2012 年 4 月 23 日

田　序

　　顾玉潜的《医门杂著》将要出版了，我真为他高兴。我与他是忘年交，我不但带教过他，还和他一起出外讲学，一起出外医疗咨询，一起串门谈心，是信得过的学生和朋友。

　　顾玉潜与我在医道上的路子并不同，我先学西医，并已建树后再学中医，他是先学中医，再读西医。但是，现在大家都乐于以中西医结合的方式去治病救人。他有一份对医疗事业潜心研究的执着和悟性，又有一支医学界和新闻界都公认的勤笔，几十年来为宣传医学界、编写医学史和写作医学科普作了不少贡献。长期以来在多学科和多层面的广泛接触，加上自己的勤奋和努力，也让他在医疗事业上不断进取。一分耕耘，一分收获。今天，他终于可以为自己的医学经验和医话心得结集成书了，值得祝贺！

　　医学道路上的探讨是无止境的，实践中中西医结合的研究和摸索更是要不断刻苦努力，我深知顾玉潜是深有同感的，让我们继续努力，为弘扬祖国医学遗产，为服务于人类的医疗卫生事业再创新绩！

中央首长保健医师、解放军中将级专家
南方医科大学珠江医院教授、主任医师
广东省中医药学会脑病专委会顾问

2012 年 3 月时年八十

黄　序

得知顾玉潜教授的行医力作《医门杂著》即将问世，作为他的同道挚友，当然由心祝贺。

顾兄这本蓄锐多年的著作，既有行医感怀披露，又有临证经验奉献，还集结了多篇论文、讲稿和报刊发表的文章。一集问世，让同道感到惊叹不已，惊讶他的悟性与博学；叹服他的精力与勤奋。

作为香港中医界的一位代表，我还感谢顾教授对我们香港同业一贯的热心襄助和支持。早在七年前，他就应邀参与香港执业中医的专业持续进修培训课程，不但每年坚持任课，还引荐不少国家级和省市级的医界名师，如靳瑞、陈基长、田时雨、吴维城、陈志雄、李时悦、郭翔、黄勤、刘庆思、周岱瀚等等，来港启导后学，造福杏坛。并为港粤学术交流穿针引线，奉献良多。因而，被香港中医骨伤学会授为永远荣誉会长，被香港中医骨伤学院聘为客座教授。顾教授实属香港中医业界的同道真人，学长良师。

　　玉佛丹心显岐黄，潜渊采珠耀杏林。我相信这本由国家级专业出版社承编出版积聚作者济世仁心仁术的著作，将为杏林增辉。是为序。

香港中医药管理委员会中医组主席

香港中医药发展委员会委员

黄傑

2013 年 1 月 23 日

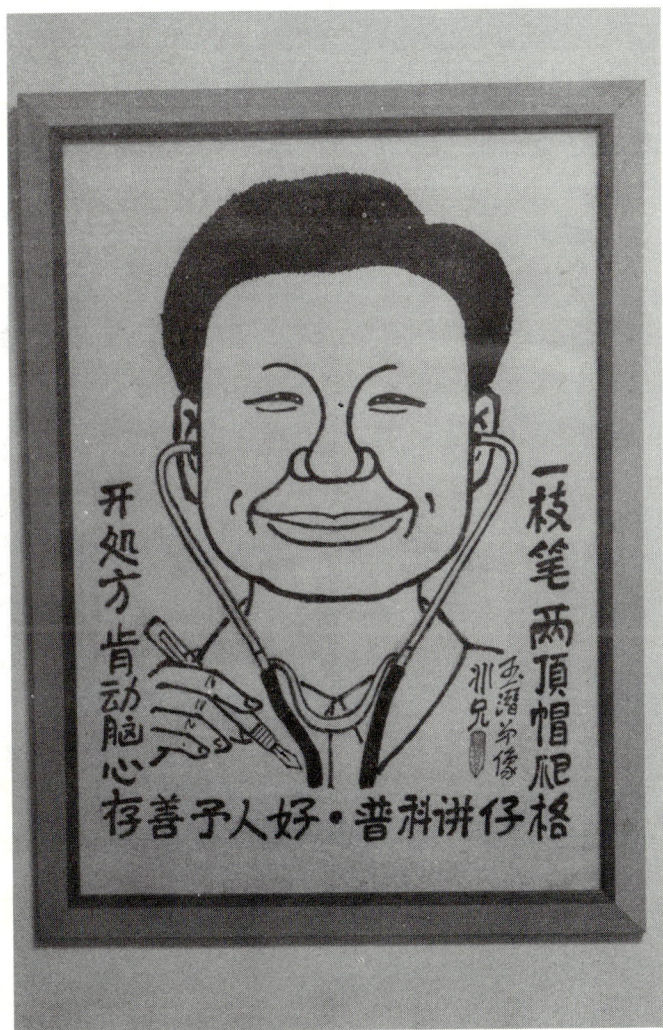

漫画大师廖冰兄为作者所作画像及题词

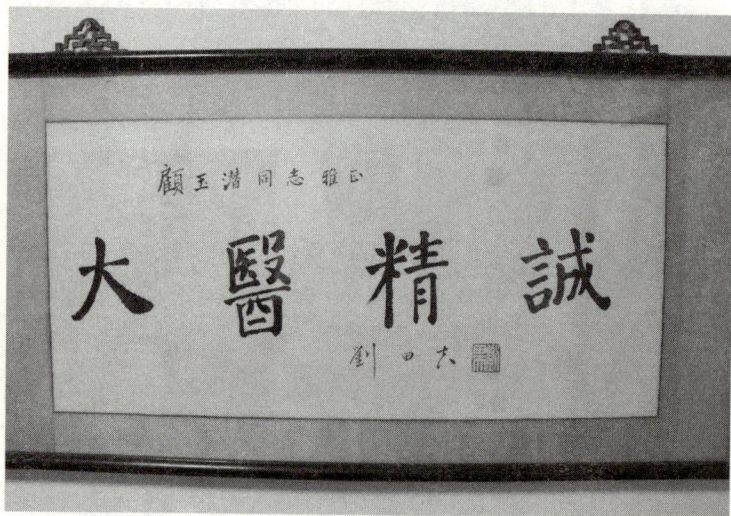

顾雅玉潜同志正

大醫精誠

劉田夫

广东省原省长刘田夫为作者题字

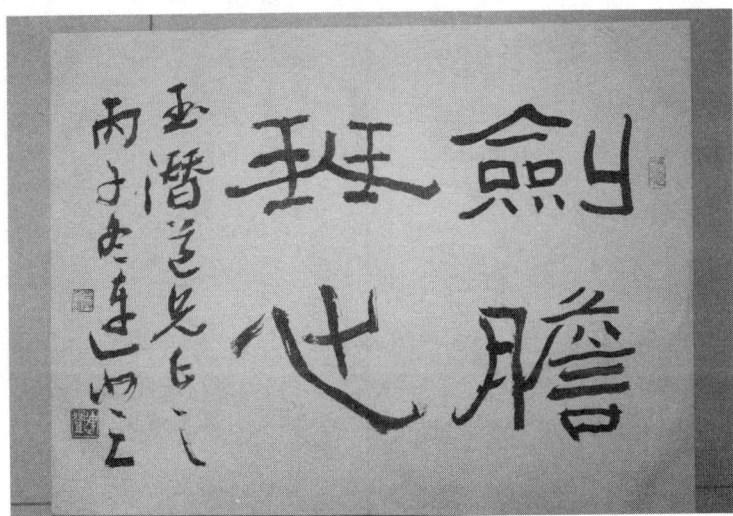

著名书法家、医生连登为作者题词（剑胆琴心）

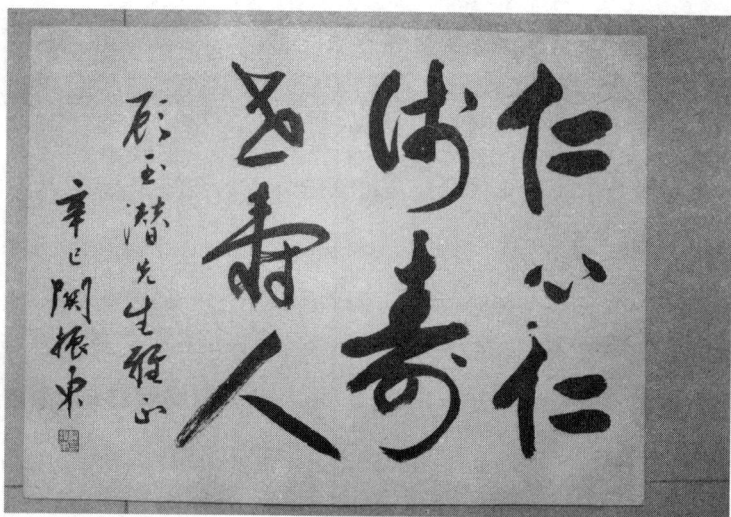

著名作家、诗人关振东为作者题词（仁心仁术，寿世寿人）

目　录

医门杂著

2

医论心得

学弟心声

编后记

医门杂著

医门夜话

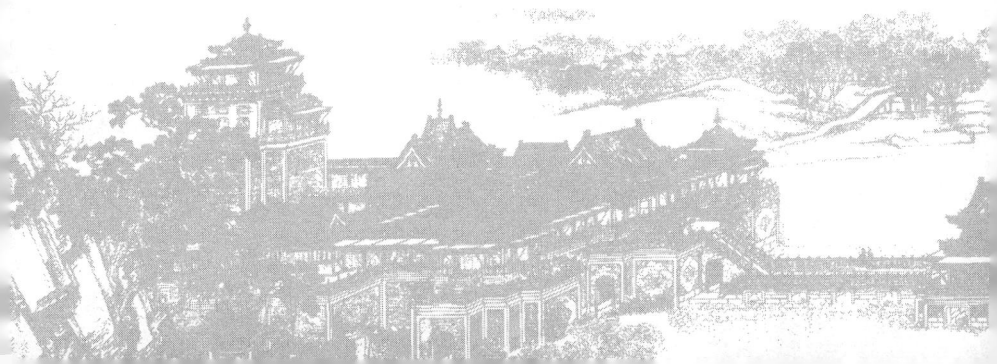

从守住传统说来

正值春夏之交，与几位老中医相聚于西关一间茶楼，猛然发现一位仁兄全身旧式打扮：穿着布鞋，摇着纸扇，上身一件龙纹高领丝质短袖黄色对襟衣，煞是醒目。我们笑他复古，他说只在乎自己穿得舒服。不过，他又说，上班时再穿上白袍，总被同事笑他是中西结合"包装"医生。

三句不离本行，我们很快就从衣着说到医道，又从守住传统说到抵住扼杀传统的诱惑。此题一出，竟有不少言词数落"新科技"带来的新问题：有的中医开化验单多了，望闻问切的功夫生疏了；有的骨伤科中医靠 X 线照片多了，手感真功夫生疏了；有的中医开中成药或西药多了，开方剂少了；有的中医转介病人去理疗的多了，却忘了原来有些是针灸按摩能解决的；有的皮肤科中医既不搞中药外敷膏剂，又不了解西医膏霜的成分和作用，只会开些中草药洗剂；有的中医不看农历了，随之不问节令了。

当谈到医院使用电脑开方时，也被发现有些问题不容忽视了。医生坐诊对着荧屏多了，与病人的望诊交谈已从"面谈"

变为"耳谈"了。说到这里，一位兄长突然大骂电脑、手机的触屏，好玩电脑的年轻医生的手指头皮肤磨粗了，影响了切脉的感觉。

看来，不单是要求中医在发扬继承传统方面，要去其糟粕，对新科技也要注意其副作用，因为这些副作用，有时会影响人们对新科技的接受和普及的。另一方面，中医学的好传统，用得着的还应保留为是。至于电脑，对于西医和中医来说，都是新科技，用了就会知道它的好处的，慢慢接受吧。

家传与师承

在"文革"中被诬为反党"三家村"之一的邓拓同志在其"大毒草"《燕山夜话》中，有一篇题为"自学与家传"的杂文。说的是他劝一位老中医，不必为其身有残疾的女儿的学业担心，把中医"家传"给她就是一条好路子。邓拓还引经据典，列举了宋代名医庞安时和元代名医余士晃，就是虽身有残疾，但通过家传和自学而成大器的。

我认识的中医名家，就有不少两代以上是中医的。例如，被命名为广东省名中医的吴维城、岭南跌打名医李广海的第三代传人李国准，以及我的恩师何继朗等，均是有两代以上家学渊源的。

家传，不但医术，还有医德医风，以及自小的悬壶济世的熏陶。从这一点看，西医也可以有"传承"，中华医学会会长、西医大家钟南山院士的父亲就是早年广东的西医儿科名家钟世藩。

就此话题，我求教于被当代中医泰斗邓铁涛称为中医一方净土的西关国医馆的馆长麦家强，他说，在本馆近半百中医专家中，就有 10 多名是有"家传"的。他们有祖传的医术医方，继承祖国医学遗产得天独厚。

这时，麦馆长话锋一转，又谈及师承名家，学有成就的弟子们。他们师出名门，同样有着扎实的基础和师承的名医风格和特色，这是一支不可估量的中医传承的队伍。

麦馆长此言准矣！自古以来，中医这特殊的行业就是主要靠家传和授徒而得以传承的。即使当今各地均有中医学院，跟师实习这一阶段也是非常重要的，而且，如今更有政府行为，为名医物色徒弟，鼓励徒弟拜师，为教学双方牵线。须知，这师徒关系，首先是师傅认为徒弟有悟性，能调教，品行好，是可造之材，才被招为入室弟子。也有弟子仰慕名师医术，主动登门求学，恳切之情，感动了老师，经过考察，才欣然接收的。还有一种情况，是作为中医的父亲，把子女托付给另一位有真才实学的同道好友，这样，教出的弟子更能把家传和师承汇集一体，至于学成之后，能否贯通运用，就看其造化了。

有一种说法，谓西医是实验医学，中医是经验医学。不管此说是否贴切，已说明中医的经验是十分珍贵的。不论是家传或师承，或是跟师进修、实习，作为弟子门徒，都要珍惜有人为你传道授业解惑这个难得的机会！

行医别想清闲

我是个经历过当年"文革"的长者了，当然知道那时候的成分划分和那些"盖烙印"的事。新中国成立前或新中国成立初期的职业决定了每个人的成分，医生是什么成分呢？与画家一样，同一界别——自由职业。

缘于此，我经常与画家们谈笑：你们才真是自由职业，可以在家搞创作，也可以到处去采风。而医生呢，要按时开诊，在网上或电话挂了你的号你就不能随便停诊；在住院部不但要按时接班，按时查房，按时手术，在节假日还要上班，值班还分一线二线，即使夜间休息也不敢熟睡，这种工作，哪有自由可言。

其实，自有人类以来，治病救人这份责任就决定了这不是一份闲职。行医的"行"字，包含着践行、默行、慈行、苦行的滋味。下面介绍三位古代医家辛劳行医的事例。

明代写出《针灸大成》的医家杨继洲，针灸的专业决定他要经常上门为不能行动的患者出诊，有重症急症求出诊者更令他不分昼夜地出门，他不分贫富，有需要就不推辞，甚至在他备考医官之时，也多次放下书本，远路上门出诊。明代写有《先醒斋医学广笔记》、《本草经疏》的医家缪希雍，出诊只为救死扶伤，不计较病者身份。有一次，得知某家婢女危在旦夕，但先前请去的医生又嫌其病重位微而不愿开药时，他立即骑马赶赴，终于把这可怜的婢女救治过来。宋代写出《伤寒总病论》的医家庞安时，对远道登门求诊者热情接待，安排食宿。虽自己听觉有疾，沟通不便，在开诊之余还探视他们的饮食和服药情况，直至病愈才放心送别病人。

以上三例，我特地注明他们写出的医著书名，为的是挑明，他们白天应诊，晚上还要著书立说，加上当时的交通原始不便，若是出诊，哪里还有业余休息时间可言。

悬壶济世，大医精诚的医德风范，在当今中国的医生又有新的展示。在天灾人祸面前，医生招之即来，救人走在前列；在战火纷飞岁月，军医救死扶伤，出生入死；在缺医少药的山区农野，村医不分寒暑，远行出诊；在世界最贫穷落后的角落，就有中国医疗队的出现。总之，只要生命在呼唤，医生就会挺身而出，他们哪有八小时的工作界限。

从一个笑谈，竟然扯到一个行医别想清闲这样一个严肃的话题。我想，只要医生心存对天职的一份忠诚，心存对病者的一份关爱，苍天是会感动的，大众是会感受的，行医者辛劳一点，"困身"一点，受了。

医门杂著

8

医学的新春

记得在"文革"结束之初，我的中医师傅何继朗就带我参加每月一次的中医行家聚会，地点设在西关的泮溪酒家，饮夜茶，"AA制"，每次约有30人参加。最记得，每次散席时，是由骨科行尊何应华医生负责结算收钱。

在席上，大家互相传递医疗动态，交流临床心得，间或相逢叙旧，打听同行去向。没有慷慨激昂，不用背诵语录，大家彬彬有礼，平起平坐，人多热闹，但也不失斯文。但是，这种甚为原始的学术交流的聚会，也只有打倒"四人帮"后才敢召集。

之后，各种医疗专业学术交流逐渐形成，便取代了上述的"雅集"。当时省市科协也因势利导，筹组各专科学会，开展各种学术演讲和交流活动。那时的广东医界，最热闹的是每周六下午在广东省科学馆开展的学术交流活动。到时，会议大厅有专家讲学，其他小课室还有各种专科讲座。大家不单在这里收益良多，也欣然感受到"科学的春天"又回来的气氛。每次来听课，大家都领取到免费发放的讲义，而又无须领取学分证和计较分值，那时还没有"继教"的考核，只有对学术提高的渴望。

与此同时，各种专业刊物也应运而生了，我也曾在业余时间参与其中，在专业刊物《广东医药研究》和科普读物《医学与生活》杂志任编委、编辑。而当时这类读物，也经历了广告空白到争相刊入的过程。

现在，当年的免费讲义早已被各种医学期刊替代了。当年相聚科学馆的学术交流，早已发展到由市、区学会和各大医院承办的学术交流大会了。当我们随时可跨省交流或轻易地办理出国访问赴会的时候，可曾想到当年的沉闷与冰封。

医门杂著

巴山夜话与万公豪言

独自一人到四川开会，买了本当地的热销书《巴山夜话——魏明伦文集》，本想清心消遣一下，却令我激动了一番。

我早就知道，魏明伦是一个出自巴山蜀水的当代文学奇才，巴金、曹禺、钱钟书、华君武等都赞过他的文采。我捧书翻了几页，赫然看到一篇"魔术之手"的杂文，是关乎行医的。文中写道：魔手是一位骨科专家。我遥想此公大约出身儒医世家，国手门庭，继承祖传丸散，秘制膏丹；或持有留洋文凭，甚至多年执教于大雅讲坛，医界元老皆同辈，骨科郎中半门生；鹤发皤皤，美髯飘飘，使人望之肃然。原来，医生是贫民子弟，坎坷中学岐黄术，苦练成才，独创成家。——说来惭愧，我干这一行没法直接解除民间疾苦。芸芸众生看戏与看病自有轻重缓急之分。不看戏无关痛痒，不看病生死攸关。瞧瞧人家骨科郎中：望闻问切，推拿按摩，接骨复肢，屡起沉疴。单是创造一项取代甲板的"绷带点压法"就减轻患者多少呻吟?! 他不仅探求 80 年代先进医术，并且弘扬 50 年代高尚医德。他待病人如手足，病人视他如骨肉，联成一串不胫而走的康复佳话。

一支大文笔，对良医的赞美用多好的言词！魏明伦在另一篇《醉写孙月霞》的散文里，又写了些令当今知识分子心悦的话：爸爸被阶级斗争扩大化吓得要死，悄悄制定了具有60年代特色的老百姓治家格言："孩子，社会喜欢文盲，咱们就做白痴！"莫非你当初预知中国必会走向尊重知识、尊重人才的文明之治，所以没被令尊大人的警世通言唬住。你拒不继承令堂老母那羊羔似的温驯，只学了她耕牛似的勤劳。又将令舅的"财"字，去其"贝"旁，贪求另一半。你埋头钻进故纸残书堆里，像蜜蜂飞入萧萧废园，苦心寻觅幸存的花朵。

这两段赞文，对当代中国的医生，尤其是经历过艰难，待遇又不高的同辈人，说到骨节眼上了，给人平添了几分慰藉与尊严。就因为，此话是出自一位同辈的文人。我记录下这些话的时间，是1995年10月。

最近，我又看到了一段令人叫好的话，那是全国诊疗大肠癌名家、广东肿瘤学会荣誉主任、中山医肿瘤医院前院长、年逾古稀的万德森教授说的：医生不能仅仅考虑自己的功名利益，更应多想想自己的工作对于患者以及后人来说有何价值。他又说：无论当今医患关系如何紧张，当医生有多大风险，我还是当医生，来生我仍然要当医生！

话说冰兄送画给医生

　　著名漫画家廖冰兄是个德高望重的名人，"三教九流"的人都乐于为他效劳，而他也是个硬骨头，从没有向别人送礼求情的习惯。但是，作为廖老的忘年交，我见证了一次他送画给医生的过程。

　　那是在 1989 年 1 月，廖夫人罗姨在某区级医院拍了胸部 X 线照片，发现肺部有阴影，怀疑肺部肿瘤，建议查胸部 CT。廖老获知相濡以沫、患难之交的夫人有大恙，急得团团转，唤我去商量。我二话没说，与廖老一起，推着因类风湿坐轮椅的罗姨，到东风中路广州市结核病肺部肿瘤防治所，请我的肺科老师黎圣本所长诊查。黎所长看过照片后，请罗姨到透视室，由他亲自以立位轴转透视后，随即告诉廖老和罗姨，那阴影肯定不是肺癌，只是属于心影部位的慢性良性疾患。

　　廖老当时如释重负，高兴得像孩童一样忘形。离开医院后，先不回家了，推着罗姨到公园轻松一下。当晚，他就放下其他画作，画了一幅钟馗斩鬼的画，并附题跋："进士斩邪恶，良医灭病魔，皆为民造福，功德同世歌。"署名赠给黎圣本，托我送去。后来，在2003年由广东美术馆编，广东教育出版社发行的廖冰兄"三劣同乐集"的画集里，这幅画也入选了。

想当年，罗姨"化险为夷"的佳话很快就在美术界传开了，有的人感谢我介绍了一个"春风化雨"的好专家给廖老，更多的人赞叹广东省著名的结核病和肺部肿瘤专家黎圣本主任医师的硬功夫，不用CT，不用验血验痰，亲自透视一下就确诊了，而后来也证明，罗姨并无肺癌。美术界的同仁都知道，如果罗姨的肺癌疑团让廖老困扰过多时间，实际上就浪费了廖老晚年创作的宝贵时光。难怪美术界的同仁都认同良医造福，功德同歌了。

一个有真才实学、功夫过硬的医生，社会十分需要他，人民大众会由衷地感谢他。

拜谒梁毅文塑像

我最近得知，广州市第二人民医院在园中塑立了已故院长梁毅文（1903.11—1991.3）的半身石像。我伫立像前，感慨良多。

我最初见到梁毅文学长是在"文革"期间的 1974 年，那时我在该院进修五官科。某天早上，她穿着一件浅蓝色的长衫，手里拿着扫帚（据说那时已不要求她去扫地，但她仍去扫）。此前，我早已看过她的照片，所以一眼认出，便上前深鞠一躬，谁知她随即以其阔大的面庞向我微微一笑，然后又再弯腰一躬。我心里一阵歉意，本想向老前辈表示敬重，却累她一番劳顿。此后，在院内再遇见梁老，我都"敬而远之"，不好打扰。

"文革"后，梁毅文很快恢复名誉，并当上了院长。有一次我返广州市第二人民医院，又遇到她，她仍穿着那件浅蓝色的长衫，见到我时又露微笑，轻轻点头，但见她身旁有人同行，便不敢打扰了。

梁毅文是全国有名的妇产科专家，"文革"前早有北林（巧稚）南梁之誉称。巧的是，两位妇产科女专家，都没有结婚，

15

而又同积着"送子观音"的功德。

在"文革"中，与梁毅文同遭厄运的医学专家比比皆是，更有的承受不了压力和凌辱，愤然自杀。如广州市第一人民医院的姚碧澄、广州市第二人民医院的王怀诺，广州工人医院（后改为广州市第四人民医院）的李迎汉等，他们都是难得的专家级院长呀！还有一位，是如今鼎鼎大名的钟南山院士的母亲廖月琴，生前也是中山医附属肿瘤医院的副院长。他们在行医生涯中，不知从死亡线上挽救了多少个生命，如果不是被剥夺了治病救人的天职，他们断然不会丢下广大病人而撒手人寰的。

一场原以为反那些"文艺黑线"或"反党黑帮"的号称"文化"的大革命，对不为良相，只为良医的医务工作者也不放过。医学界受害的范围是史无前例的。记得我在老医史工作者刘荣伦先生的带动下，两人主编《中国卫生行政史略》一书，写到1967年便止住收笔，写不下去呀！

骨科名医李广海

抗战期间，佛山出了一位名扬省港澳的跌打名医李广海。说起来，也有点"时势造英雄"。当时，日寇侵华，广东沦陷，逃难中受伤者、被飞机炸伤者和战乱枪伤者猛增。时在佛山栅下正平桥开设中医馆的李广海，求医者众，多获满意疗效，尤其是治好了当年红极一时的粤剧名伶何非凡，更使李广海名声大振。何非凡当时是被枪伤破腹，并前臂开放性骨折。他慕名请李广海医治，果然灵丹妙手。当何非凡重登舞台时，李广海的名声更广为流传。李广海除专长跌打刀伤外，还擅长把子弹从体内取出，这在当时西医并不普及的战乱年代，尤为稀贵。

其实，李广海成名不易。他的父亲李才干32岁拜浙江金山寺南来广东的智明和尚为师。智明对跌打刀伤身怀绝技，还打得一手正宗洪拳，他能选上李才干为徒，除缘分外，当然也赏识才干的苦学和专志。而李广海继承父亲才干的医道，青出于蓝，也应时所需。因其仁心仁术，济世救民，成为名震省港澳的一代名医。新中国成立后，李广海得到重用，当上佛山市中医院院长，从民间医生当上医政领头人。

李氏第三代传人是李家裕。早在新中国成立前，李广海就让儿子家裕只身来到人烟稠密的省城广州发展。新中国成立后，李家裕在沙基、西关一带开诊，赶上中西医结合的潮流，即认真汲取现代医学知识来丰富自己的临床技术，逐渐形成一套独特的骨伤科治疗手法，尤其擅长关节脱位和骨折整复。后来，他当上荔湾区医院骨科主任，被评为"广州市名老中医"。

李家裕之子国准是第四代传人，他除传承李氏骨科祖传医术外，又潜心研究骨关节损伤和脊柱损伤性疾患，对颈椎病、椎间盘脱出等症有一套独特有效的疗法，现任荔湾区骨伤科医院副院长、副主任医师，被评为"广州市中医中青年骨干"。他乐于带徒传技，桃李遍及广东、香港、台湾等地和澳大利亚。

（原载《羊城晚报》）

从西关正骨谈起

我经常路过荔湾区骨伤科医院，可这一回，让我眼前一亮——在门前北侧建造了西关正骨纪念园。他们敬祖崇源，树起了包括黄飞鸿、何竹林、李广海、霍耀池等对西关正骨发展有过渊源和贡献的岭南骨伤科名医的石画像，并有塑像和石刻碑文为记。我瞻仰良久，思绪清晰地回到了上世纪五、六十年代之交。

那时，我正是处于景仰英雄豪杰的少年时代，识得"打功夫"的武士就是我崇敬的英杰。而就在我家居周围和上学途中，已见到不少教人武术和治人伤患的武馆与医馆合于一体的路边铺面，其掌门人集国医与国术于一身，让我的少小心灵至为敬佩。时至今天，我还记得医馆的地方和馆主的名字，如何竹林、霍耀池、李尧山、汤彪龙、谭文彪、关国辉等，他们有的以续筋驳骨为主，有的以教徒打虎鹤双形拳、螳螂拳等武术为主，其中谭文彪并开设健身院，教出包括我国第一位举重世界冠军陈镜开这样的高手。当年，我在放学途中，常驻足观看。也曾交过一期学费，在光孝路李尧山馆中"食夜粥"（夜间练武之俗称）。李尧山曾有一句话，"未学打拳，先学扎马，未学武术，先学跌打"，让我记忆犹新。

有一天晚上，我与几位同龄人又谈起这番往事。他们有的感慨：现在这类的武馆，都被时下兴盛的美容院、美甲店取代了。我不同意这种说法。不错，过去的武馆，是为国人的健身防身、去却"东亚病夫"的辱号作过贡献，而现在的市级、省级、国家级的体育学院，不是更包罗各种体育项目，为当今中华成为世界体育强国作出更大贡献吗！如果说骨伤诊所，现在更有省级运动创伤医院和市级工伤康复医院，而包括著名的荔湾骨伤医院在内的各级骨伤科医院，近三十年逐渐增多，成为傲美全国的广州医疗机构的一大特色哩。

国医馆的今身

由荔湾区政府拍板支持，荔湾区中医院管理运作的西关国医馆，从成功筹建到不断发展，不觉已五年之久了。国医馆最近准备出版一本《名医风采》，介绍驻馆开诊的各位医家的成就与特色。该书序言准备请中医巨匠邓铁涛撰写。于是，馆长要我起一份草稿供邓老参考。邓老果然是一位认真治学之师，在序言中加上了自己许多感言，也认同我关于国医馆名称缘由的回顾。

是的，一提起"国医馆"就让人回想起上世纪 30 年代那场关乎中医存亡的废除与捍卫的决战。最终，中医的最高机构以南京（当时国民政府所在地）"中央国医馆"的成立，而让中医总算守住了阵地。

今天，应该赞叹荔湾区人民政府领导的远见与决策，也应赞叹身兼管理与临床的荔湾区中医业界领导的实干与创新，既把国医馆的牌子继承下来，又把国医事业真正发扬光大下去。

国医馆的重生和存在的意义，不仅让世人认识中医在中国历史的命运和地位，让医生在这里行医感到担负的责任，也让海内外病者在寻找传统医学治病时觅见以中医为专业，连西药房都能不设立的当代医疗机构。正如邓铁涛所言，是中医的"一方净土"，是创建中医强省强市的实事。

让选择中医的病者慕名来求医，让有承担有学识的中医受命来行医，这就是国医馆的成功所在。

医门杂著

国手"靳三针"其人其事

——记针灸专家靳瑞教授

为国争光的大国手

1979 年，在英国皇家医学会临床学会上，一位中国医生走上讲坛，以他手中的银针，拨响了全场的掌声。他，就是我国拨乱反正后第一次出访国外的中华医学会代表团成员，中医针灸专家靳瑞。接着，对中医针灸有超常兴趣的日本医学界，在全日高级医学大会东京汉方会议上，又把靳瑞请上了讲坛。从此，中医针灸圣手靳瑞的名字在海外传开了，日本、加拿大、意大利、美国、阿根廷等国及台湾、香港等地的医学界纷纷聘他为顾问、名誉会长。1985 年，半信半疑的法国医学界请去了靳瑞，要用现代先进的检测器来验证中国的针灸疗法。他们拿出日本、韩国的针具给靳瑞，靳瑞一看便摇头，又有人拿出台湾的针具，靳瑞还是说不好用。这时，台下有人指责这是红色中国又在做政治宣传，气氛顿时紧张起来。然而，靳瑞不慌不忙地拿起华佗牌银针，在法国病人身上进针、捻转、得气，他用泻法时，检测仪显示病人局部皮温下降，用补法时，皮温上升，验证了中医针法经典中"补则针下热，泻则针下凉"的理论。这时，一片喝彩声取代了刚才的紧张气氛。但与会者仍在想，他为何要标榜自己的银针呢？实验继续进行，针耳部穴位时，由于耳郭较薄，不便捻转，靳瑞便用拇指指甲刮动绕针柄的螺旋。这螺旋，在日本、韩国的针上是没有的，台湾的针柄也很短，不及我们华佗牌的针柄好，严谨的法国人叹服了，到会的医生纷纷带病人来试一下靳瑞的针法。

名不虚传的"靳三针"

何为"靳三针"？问到"靳三针"本人，他笑着说，"没什么，是病人给我的外号"。原来靳教授参照各家学说，结合自己的针刺临床经验，对治疗每种病的主穴和配穴进行了精选。如对过敏性鼻炎，选迎香、鼻通、印堂为一组，简称鼻三针。如是者，治视神经萎缩的，选眼三针；治脑血管意外后遗症，选颞三针；治高脂血症，选脂三针；治弱智儿童，选智三针、脑三针；治胃脘痛，选胃三针。一位患视神经萎缩的中年妇女，在外院治疗两年，视力仍是 0.1，靳教授接诊后，用"眼三针"治疗，一次比一次进步，四个月后，视力完全恢复到 1.5。当各种精选的"三针"获得奇效之时，"靳三针"的大名就这样传开了。当然，有些病人不应三针的，靳教授绝不硬套。如有一组称"四神针"的，就要在头部刺四针，他认为科学是不能故弄玄虚的。

三十六载磨一剑

靳教授手把银针，为国争光，为中华医学争光争气，也赢得了党和人民授予的嘉奖，国务院、卫生部、教委及省级学术单位颁发的荣衔无数。然靳教授淡于名誉，却庆幸自己三十六年来从未离手的银针——这把为民除病的宝剑。

1955年，靳瑞毕业于广州中医药大学前身，即广东中医专科学校。继而留校执教中医针灸并兼中山二院针灸医师。60年代初，曾多次到省内乙型脑炎高发区抢救病人。60年代中期，他到了海南岛偏僻的一角，与李国桥副院长一起潜心研究青蒿素及针灸对脑型疟疾的治疗。他广阅前人学说，总结和改进针刺手法。用现代先进仪器验证自己的科研实验结果。在广州中医药大学教学期间，他利用教学与临床结合的优越条件，竭诚授教，开展免费门诊，增加科研病例。正合他炉火纯青，又人逢盛世，1983年，他又著书立说了，自第一本书《针灸学基础》问世后，从此一发不可收，相继出版了《医经针灸类编》、《子午流注针法》、《经络穴位解说》、《针灸按摩补泻解说》等，几年间竟写了24本书。更可喜的是，靳教授壮心未已，正带他的研究生们去探讨针灸与神经的关系等科研项目，并用一片爱心帮助弱智儿童提高智力，帮助患脑血管意外后遗症的老人们解除瘫痪之苦。

写到兴奋之处，正像针刺得气之时，忽而记起一位既是主治中医师，又是书法名家的区潜云写给靳教授这样一对鹤顶联：靳子守杏林心存天下，瑞星临橘井利济苍生。我们为杏林有这位靳子而骄傲，更为神州有这瑞星而鼓掌。

（原载《广州卫生报》）

一个五代传承的中医家族

——记已故中医杂病名家何继朗

何继朗（1913—1991）原名何永裘，生于广州一个医学世家，父亲何筱朗及祖父均是广州城中人气不淡的开业中医。何永裘自命医名继朗，就是取继承医业之意。继朗不仅天资过人，也勤奋有加，中学毕业后，他如愿考入当时广东最高中医学府——广东中医药专科学校，此校就是现广州中医药大学的前身，医学大家邓铁涛、黄耀燊、司徒铃、董岳林、潘静岗均是继朗的同学。1932 年，当时的广州市卫生局开考中医，还未毕业的继朗，凭着幼承庭训，高分考取了行医资格。1935 年毕业后，就在省中医院正式行医。新中国成立后，何继朗又第一批办领了由国家卫生部颁发的注册执业证（中字 4331 号），这在当年杂乱的行医队伍中，他是一位有牌医生。

何继朗的岳父是一间工厂的老板。岳父要聪敏诚实的女婿协管产业，也是常理。因之，何医生就在工厂公私合营时当了私方厂长，也不可避免地成了接连的政治运动挨整的资本家了。但他兼职时不放弃行医，逆境时更潜心学问。

何继朗擅治奇难杂症，一些久治不愈的痛症，不明原因的低热，以及肿瘤病、乳腺病、血液病等，常能药到回春，因而

26

慕名求诊者不断。即使在"文革"被批斗期间，也无阻他的诊疗。曾出现过，这边他正在挨批斗，门外已有军区首长的车在等着接他出诊。向他求诊的名人还真不少，如关山月、黎雄才、廖冰兄、小飞红、文觉非、朱庸斋、李曲斋等。

何继朗在临床中，于辨证和遣药都有独到之处。他对肿瘤病辨证思想趋于成熟之时，正是在上世纪60年代。当时，中医对肿瘤成因的认识多停留在痰凝、气滞、血瘀、热毒范畴。而他当时就指出：七情所伤而至的肿瘤，是不容忽视的，不应只归为气滞（肝郁所至）简单认识。并认为，此类肿瘤病尤为难治。这与现代医学逐渐承认，心因导致人的免疫力下降而致恶性肿瘤的学说，十分吻合。

在中医治疗肿瘤的定位和时机选择的认识方面，他的认识也比较客观和科学。他常把癌症比喻成一个已破未碎的瓦盆，用中药抑制肿瘤比作围盆的圈，虽不能治愈，但可维持生命。这与当前中医肿瘤专家提出带瘤生存理论十分相近。在中西汇通的认识和实践中，他能摆好以中为主或是以西为主的位置。当病人处在手术或化疗期间，就把中药放在辅助的位置；当病人选择中医，或西医的疗法无效，处于姑息治疗时，他就以我为主，要求西医辅助，按需要给予输血、白蛋白及补液等措施。在治疗乳腺癌的实践中，他大胆提出，有些早期的乳腺癌，不必行全切除加淋巴扫除的根治术，而采取保留乳房，只把癌肿切除，术后用中药治疗。这种认识，与现代医学提倡的早期乳腺癌采取保乳治疗的方案，见解是一致的。

在用药方面，何继朗重视发掘方剂少用的民间中草药，如八月札、山海螺、山慈菇、石上柏、半枝莲、蛇舌草、屈头鸡①、猫爪草、漏芦、青铁树叶、菝葜、鹰不泊、葵树子、入地老鼠、枝花头、老鼠簕、佛桑花、凌宵花、竂刁竹，以及土鳖、蜂房、龙衣、全虫、水蛭、川足、生牡蛎、海螵蛸等。其中使用海螵蛸治肿瘤的心得，还与北京日坛医院进行交流（这缘于当时有美国科学家提出用海底生物治癌）。

何继朗的中医治癌经验当时已引起部分医疗机构的注意，中山医科大学肿瘤医院有的专家还介绍病人向何医生求诊。1976年2月，全国肿瘤防治研究办公室来穗到何继朗家专访交流，感谢他用中医药治疗肿瘤病作出的努力，并期望他继续研究和总结。1977年，何医生在弟子的协助下，陆续写出《中草药治愈多发性血管瘤一例报告》、《中草药治疗恶性淋巴瘤两例疗效观察》、《乳腺癌中西医结合治疗的建议》，并整理列出当年由他临床治愈或控制病情的典型病例20多个，寄发有关机构，又编印了《肿瘤防治知识》科普读本。在何医生总结的病例中，有鼻咽癌放疗后复发者、肝癌切除术后复发者、乳腺癌术后复发者、淋巴癌化疗后复发者、肠癌切除术后复发者等等。有几例尤为突出。如一位肝癌患者叶先生，两次肝癌手术后均复发，经何医生治愈，10年后被评为抗癌明星；一位鼻咽癌放疗后再加颈部淋巴结扫除术后再复发者刘先生，经何医生治疗后30多年无复发；一位35年前肠癌术后复发者李先生，经何医生治疗后至今存活。

---

① 屈头鸡：为白花菜科马槟榔的果实。

何老善于培养后人，他经常是白天带教，晚上讲小课，密切结合临床，医理简洁，效果实在。他的前两辈，继承行医都是单一相传，而他的后继，一代就培养出 4 个中医（两子一婿一媳），还带出 3 个徒弟（笔者为大弟子）。今年，何老的一个孙子，又作为广州中医药大学硕士，执业于广州市中医院，成为何家第五代传人。

何老业余爱好种养花卉，也颇有名气。上世纪 80 年代还担任广州市花卉协会常务副会长，并编著了《岭南水仙制作》一书，深受花卉爱好者的尊敬。一位在科学领域独树一帜的医生，在业余艺术爱好中也弄出了名堂。

（本文原载 2011 年《广州卫生报》）

医生看"大长今"

医门杂著

电视连续剧《大长今》在省港掀起一阵"韩潮"后，终于播完。笔者起初并未被吸引，被戏迷问及剧里中医知识后，才想探个究竟，终于看了几集。看后，却有一些"行内话"。

中医理论早有"医食同源"之说，但医师与厨师向来甚少切磋与沟通。此戏"尚宫"与"医女"，对保健食疗颇有沟通研究，这是好事。但愿不要"戏一散，汤就凉"。为中国的药膳、食疗加点温吧。

戏里长今被视为"韩鲜医术最高明的医女"，但当时的"职称"只是相当于"主治医生"。若如今，当是"首席教授"或"院士"了吧。但戏中皇室重医疗临床业绩而不是重学历这一点，对当今医学界的行政领导及人事部门，会有点启迪意义吧。

据载，古代中医名家，从春秋战国的医缓、扁鹊，到明清的李时珍、傅青主（妇科医生），都是男性（不知还有没有可能发掘到一两个古代女医家）。到了晚清、民国，才逐渐出现女医家，如医学家兼妇女运动倡导人——张竹君，她既开医院又办医学校，既是医学家又是政治家，对辛亥革命贡献不少，不知今后能否也"上戏"？而新中国成立后，有两个妇产科女医学家——北京的林巧稚和广州的梁毅文，时称"南梁北林"。巧的是，以上提及的三位女杰，均终身不嫁。

看到长今等医女，为病人施针的器械，都是没有严格消毒的，为皇上治病也如此"无菌观念淡薄"，应属一过。然而，从历史眼光看，这又何妨。因为，当时还未发现经血传染的肝炎，更没有艾滋病哩。

医女长今一生可谓命运多舛，但古代不少中医名家，命途更惨。如被秦国最高医官——太医令妒忌而杀害的扁鹊、被东汉末年丞相曹操杀害的华佗。死得最冤的是周朝名医文挚。

当时齐闵王患上"气阻不通"之病，文挚已有意激其怒令其呕。最后，齐闵王的病治好了，但他对文挚的怒气未消，不听旁人劝阻，竟把他的恩医放在大鼎内活活煮死。清朝名医徐大椿之死也令人唏嘘：时年79岁又患病在身的苏州名医徐大椿，被乾隆皇帝两次传圣旨召其上京为大臣治病。帝命难违，他只好由儿子陪着，带着一具为自己备用的空棺材上路。上京后三天，大臣之病治好了，他却倒下了。若今时，应是以身殉职的楷模了。

（原载《羊城晚报》）

话说中药无正字

一位新上岗的中药士，下班时向我诉苦：读书时无估到，原来很多中药都有别名，有的同音不同字，有的缩写简写，有的更写上药物的产地要求，真是眼花缭乱。我说，这正是行家所言：中药无正字。

说起处方开药，写列药名本是务必书写清楚无误，以免让配药员看不清或看错为另一种药，这是对医生起码的要求。但是，在临床用药开方时，有些药名，似又有用别字替代的缘由，这或许还有医生的苦衷哩。

我先讲讲自己遇到的事例。有一次，我开出的海螵蛸被错发为桑螵蛸，病人去退换时，那位粗心的配药员还对病人说，桑螵蛸比海螵蛸价格贵多呢，益了你还要退！自此，我便把海螵蛸改写成不规则的别名"鱼古"。又有一次，我写的桔梗，被错发桂枝。自此我把"桔"字写成"吉"字，便再无混淆出错了。这时，年轻的药剂士若有所悟地说：这真是医生的智慧。我笑答：这也是医生的无奈。但是，还有不少药名，是并非用别字代替就能防止配错的，如白及，易与白术混淆，若在"及"字上加草花头，又易与白芍混淆，要避免错配，还需配药员明辨和查对了。

回到家里，我把"中药无正字"的现象粗略分了类。一是字体笔画繁多所致：如蒺藜写为七厘、牛膝写为牛七、薤白写为太白、紫菀写为子菀、藁本写为好本、薏仁肉写为内仁肉、土鳖写为土必、萆薢写为川太、吴茱萸写为吴于、栀子写为枝子。二是缩写：如肉苁蓉写为肉蓉、牛蒡子写为牛子、紫苏叶写为苏叶、白花蛇舌草写为蛇舌草、紫花地丁写为地丁、威灵仙写为灵仙、蒲公英写为公英、天花粉写为花粉、牡丹皮写为丹皮、乌梢蛇写为乌蛇、银柴胡写为银胡、枇杷叶写为杷叶、天南星写为南星、旋覆花写为复花、款冬花写为冬花、天竺黄写为竺黄、鸡内金写为内金、冬虫夏草写为冬虫草、皂角刺写为皂刺、西洋参写为洋参等。三是写上产地要求的：如广陈皮、怀牛膝、怀山药（再缩为怀山）、北黄芪（再缩为北芪）、川续断（再缩为川断）、云茯苓（再缩为云苓）、台乌药（再缩为台乌）、宣木瓜、藏红花、霍山石斛、杭菊花（再缩为杭菊）等。四是写上品质要求的：如明天麻、紫丹参、龙牙百合、淡全蝎、露蜂房、飞滑石、绵茵陈。五是写别名的：徐长卿写为寮刁竹、肉苁蓉写为大云、重楼写为枝花头、辛夷花写为笔花、大黄写为川军、马槟榔写为屈头鸡、紫茉莉写为入地老鼠。还有其他因素的，如牡蛎（广东话与无利近音）写为有利、旋覆花写为福花等。

总之，处方开药，写不清楚或写出令人看不懂的别名是不可以出现的。现在法制逐步健全，配错药闹出医疗事故是要追究的。好在，现在电脑打字开方逐步开展，看错药名配错药的情况是减少了，但配剂员始终还须看清楚并要有核对把关为是。

阴阳错看的联想

记得在"文革"后期，我的恩师何继朗白天诊病，晚上还在家为我们（子、婿及我）上中医小课。有一次，他讲到药物土鳖的作用，告知我们此品可以"吊瘀"，我当时却听出可以"钓鱼"，即记在本子上，准备告知爱钓的朋友。后来，才弄清是把体内积瘀吊取出来。此后，我把这笑话引以为戒，防止神不守舍，意不专一。

不想，在三十多年的行医生涯中，此等与医药有关的误听误读，还是时有出现，有的是主观因素，但也有客观因素的。

比如，下面的词就易误听：病证和病症、神和肾和身、服药和敷药、鼻炎和皮炎、上午和下午、眼睛和眼镜、视力和智力、新病和性病、放疗和化疗、一年和一连、怕动和怕冻、进食和禁食、内和外（粤语）、留和流（粤语）等。

下面的词则易误读：阴和阳、左和右、设有和没有、生病和生瘤、肿痛和肿瘤。

阿拉伯数字写得潦草也会看错，如 1 和 7、5 和 6、5 和 8、6 和 8，其中 1 和 7 还会误听。

上述举例，其中阴和阳、左和右、上和下、内和外、设有和没有等，都是相反意义的，弄错了就不是笑话的问题，是会误事的。就说阴和阳吧，有不少医院为防医生看错，也防有人作弊，在检验单上盖阴性和阳性印章又用回繁体字。香港的医疗急救工作前几年也发生了一起因听错一个字而导致的事故，就因为在呼叫抢救一位急病的教师的过程中，把"急需白车"听成"不需白车"，而延误了抢救时间。

　　说了这么多，我也觉得啰嗦和枯燥。但本意却是有用的吧，至少，提醒人们在提笔写字、打字、对话和阅读时，应防范出错。此外，我还想，如有机会对现行的汉字进行完善修定时，有关掌管文字的部门请关注一下这些问题，至少，不要再产生如阴和阳、设和没这种简体字。这样，对教育界、法律界、科技界等要求严谨的业界都很有帮益的。

中医与科普

　　医学科普并非西医特有的专利。最早提医学科普的应是
《黄帝内经》，它教医生"治未病"。这就要求医生在诊病开方之
外，还要宣传防病知识。华佗的"五禽戏"更是一种具体的医
学科普，它教人们以运动防病。

　　及后，中医的诸门理论，也同时为促进健康而科普。"医食
同源"之说，让老百姓也会"虚则补之"，在食物中加大营养品
的量，甚至加上一些滋补的药材；"长夏多湿"之说，就提醒人
们在此时可煲一些诸如茅根、薏苡仁之类的饮料或"祛湿粥"，
以利水渗湿；广东人无病饮苦口的凉茶，其实也是在"打预防
针"。中医的科普，其实在千百年来就这样不声不响地进行着。

　　然而，现代科学早已冠冕堂皇地开展科学普及。就医学科
普而言，要具体到健康教育，进而健康促进了。在国外（包括
境外），病人到医院看完病后，除拿到一张治病的取药处方外，
还可以拿到一张健康教育处方。我国的政府行为近年也很快，
在《国家卫生城市检查考核标准实施细则》中，就规定要有适
应科普工作需要的健康教育机构，医院要有健康教育宣传栏及
资料，医务工作人员要向病人作健康教育。

看来，中医也要把医学科普搞得有声有色的了。若要做到，我看，先要解决两个误区。

其一，是不要避忌一些现代科学术语，例如，增加营养，注意个人卫生，提高抗病能力，规律作息生活，戒除不良嗜好和不卫生习惯等等。这些并非西医特有的术语。在科学术语面前，中西医是平等的。

其二，有些医理，也可以用现代科技来向病人解释，这样病人会更易理解。例如，有的中医把难消化的食物，诸如米粉类、菇类、香蕉和椰菜之类的蔬果，统称为"寒物"。是关乎寒凉吗？是关乎寒湿吗？都不确切。因为根据"寒者热之，热者寒之"的原则，中焦有热者不但平衡不了，多吃还是会出现伤食的问题。原来，上述那些食物难于消化。那么，还不如对病者说，此类食物难以消化，不是更准确吗？而消化的概念，中医也有的，治病的"八法"中，就有消法，如消食化滞、导滞等。

好在，中医的辨证、辨体质的体检，已经逐步开展了。

中医与骂声

中医有两千多年历史，在唐宋时期，曾位居世界医学先进之列，被称为发展的"双峰"时期。可是，在近百年来，中医常常被骂。

在历史上，骂得最声狠手辣的是余云岫。那是在上世纪20年代，以余云岫为首的一班西医提出"中医无明确之实验，无巩固之证据"，主张彻底否定中医。骂完之后，又在1929年2月召开的南京国民政府第一届中央卫生委员会会议上，提出了"废止中医，以扫除医事之障碍案"，竟获通过。

当代，骂得最尖刻的是被两岸读者称之为狂放高傲的文人李敖。他说"中国的医学史并不是什么真正的'医学'史，而是一笔地地道道的巫医史。……他们不论怎样改来改去，不论是什么'华佗再世'，'岐伯复生'，都统统属于万世一系的巫医系统。这个系统，直延伸到现在所谓'中医学院'……祸害这个可怜的民族，使他们吃树根草药，吞虫屎黑汤。"

骂得最大声的是才看了几本中医书的张功耀。他原不是学医之人，后来认识些许中药，便敢为他人"开番几味"。来了兴趣后，他又再读些中医传统理论读物。谁知，一看呆了，太多

医门杂著

玄妙的术语还夹杂着被认为封建迷信的名词,他认定是不科学,要反对,通过网上及媒体,前几年在国内扬起一阵风沙。

骂得最颤声的是耄耋之年的反伪科学猛将何祚庥院士。着缘于前几年因子宫颈癌病故的香港演艺明星梅艳芳。的确,梅艳芳患病后曾寄望于中医,但最后,她还是被病魔掳走了。何院士断定,是中医害死了她。这位在中国生于斯长于斯近百年的科学家,为什么现在才对中医发怒呢?真是值得深思。

回想起来,中医被骂,是自从西医传入中国后才出现的。之前,要治病就单靠中医这把大国手,医中圣手是被颂被拜的神。但有了西医比较,就难怪有人喜新厌旧甚至要扫除出国了。但亦有部分骂声是缘于恨旧不成新,急切想中医快快达到或超过西医的水平。我想,至少何院士有这个想法。

中医被骂,已不是新鲜事了,况且,我们已经深信,天不会塌下来的,中医也不会被骂绝的。现在已与当年南京国民政府不同了,那时中医被骂了之后,再一立案表决,就轻易把中医定为非法。现在相反,张功耀一站出来骂,卫生部就表态保护中医了。不用中医大夫们辛苦请愿了,也不用中医自发要求与西医比武疗效了。不过,有时骂声会转化成为一种动力,一种促进剂。

为使中医早日成为既有传统精华,又有现代科技支撑理论的新医学,新、老中医们,听听骂声又何妨。

（原载《广州卫生报》）

中医与赞声

上回曾写了一篇"中医与骂声",我想,应该再写一篇"赞声"为是。

自古以来,医疗这职业是备受百姓尊重的。旧时在坊间称"上九流"的行业,仕农工商医卜星相儒,医就居其中。更有"不为良相,则为良医"之说,为年少有志者醒世:你不争做为民谋福祉的好官,那就当一名为民除疾苦的好医生吧。你看,这是何等崇高的职业,因之,也有"救人一命,胜做七级浮屠"之说。把行医喻作"悬壶济世",更把治病救人与济世并重。

我在少年时代,随长辈走访医家诊所,常见到诊室厅堂高挂着病家赠送的感恩谢德之牌匾,既有金漆的木牌,也有刻字的镜牌。牌匾的字里行间,记载着一个个起死回生的动人故事。现今,由于私家医所早已合并,大单位的医疗机构,至多能看到的,是取而代之的锦旗了。要想重温一下旧时的感觉吗,也不难,到香港澳门的私家诊所吧,而匾牌上的文字,也与我旧时记得的大同小异,如妙手回春、华佗再世、医术精湛、扁鹊复生、着手成春、医中圣手、剑胆琴心、仁心仁术、起死回生、良医济世等等,这类四字葆辞,平仄上口,内涵隽永。几年前

医门杂著

40

香港有一部叫"妙手仁心"的电视剧，这戏名就是从牌匾文字中挑出来的。

在医家的厅堂上，有的还挂有相关的对联，因挂在当眼处，更令人注目。如在"七十二家房客"的原创电影里，金医生的诊室就有对联：龙因点眼离沧海，虎为医牙到杏林。我的先师何继朗的诊厅，挂有当年著名画家黎葛民书赠之对：与民抽疾苦，随手扬春风。靳三针创始人靳瑞教授的厅堂上，有一幅由同行区潜云医生撰书的鹤顶联：靳子守杏林心存天下，瑞星临橘井利济苍生。我也曾为我的中西医结合神经内科老师田时雨中将级教授撰了一联：时逢盛世出文将，雨约春风入杏林。此联后来成为 2012 年初省神经医学会庆贺田教授 80 寿辰颂词的题目。

上述所言，仅是对医生个人的赞语，历代对中医的赞声，形式就多了。而最景仰的，更是把中医的代表人物，奉若神明，建庙拜祭，世代纪念，传颂流芳。我认为，对中医的最广泛而有意义的赞声，除来自广大老百姓之外，更希望来自两个群体：一是来自西医，当他们看到病者用中药后疗效显著，或者自己使用中成药或方剂后取得疗效，从而开始信服中医，使用中药；二是来自国外，当友邦上至元首，下至平民，经中医治好顽疾而大叹惊奇之后，再进一步立法让中医在本土开业，让本国大学增设中医课程……好在，这两方面的赞声，已经陆续有了。

中医与书法

中国书法如同中医一样，源远流长，两者更源同一脉。历代医家，凭着厚实的文化修养，大都写得一手好字。一张处方就是一幅书法作品，一份医案就是一幅长篇书法。

南朝医家、道家陶弘景（公元456—536），4岁就以芦苇当笔在灰中练字。他行医名成之后，其诗文书法同样得名于世。唐朝医家鉴真（公元688—763），是个精通医学和书法的和尚，历几番险阻，至暮年成功东渡日本时，他带去的不仅是经书和医书，还有自己和其他著名书法家的墨宝，至今，日本奈良还藏展着王羲之和鉴真的书法作品。

我国现代骨伤科名家何竹林，上世纪60年代还用毛笔开写处方，其书法功力，如同他的续筋驳骨手法一样，技艺精深。已故书法家区潜云，原是广州西关一名中医，行医之余，还好习书法和武术。他写的一手气势磅礴的草书，堪称一绝，因而被书法界誉为奇士、霸才。1999年病逝时，省市文化艺术界不少人士都扼腕痛惜，以诗文悼念，可见其书法艺术名气，已远超行医职业。

如今，尽管医院已逐步实行电脑打印处方，仍有不少医务工作者钟爱书法艺术。广东有一医家，堪称此中范例，他是广州中医药大学附属三院（附属骨伤科医院）院长陈志雄教授。他少年习字，爱好文学，医科毕业后行医业绩卓著，乃国务院特殊津贴专家。与此同时，他的书法造诣也并驾齐驱，不管是处方上的硬笔行书，还是宣纸上的楷行大字都有深厚功底，深得中医同道和书法界赞许，早已是省书法家协会成员。也就是说，他是医学和书法双道名家了。我也曾爱习书法，尤好隶体和篆宝体，不为成书家，但求养心，也望开方的字体让人看了不用皱眉头。

（原载《广州卫生报》）

杂说中西医结合医家

西医自清末民初被引入中国后，有成就的中西医结合医家就层出不穷。不管是先学中医或先学西医，他们掌握两门医技，如虎添翼，视病情需要左右开弓，得心应手。据我所知，有几位医家，颇有代表性。

张锡纯（1860—1933），少承父业，自设中医院已门庭若市，时值第一代认识西医，他毫不抗拒，主张吸收西医，发扬中医，自设"中西汇通医社"，并著《医学衷中参西录》，影响深远。

祝谌予（1914—1999），高中毕业后拜师于京城名医施今墨，6年后赴日本再读西医，1947年回国在昆明公路局当医生。1956年周总理亲自用电话和电报调其回京任教，行医，并主持西医学习中医班，对中医也继续钻研，自拟方剂如"降糖对药方"、"清肝降酶方"、"过敏煎"等，效果显著，方名颇具西医味。

已故广州西关名中医杜蔚民，新中国成立时在龙津路开业行医，已有名气，当时卫生局组织中医学习西医，他是第一批。结业后，他还是以中医为主，但必要时也加点西药，以增强疗效，缩短病程，很受欢迎。

南方医科大学珠江医院的田时雨教授，乃中央首长保健医，是一位至今仍出诊的将军级老专家。他是西医神经内科专家，又积极报读中医，上世纪70年代成为全国中医名家邓铁涛主持的"西学中"班的学员。此后几十年的医疗临床除经常中西医结合外，又参与发明了中成药"正天丸"及拟制数首中药方，真是学必有成。

中山医科大学第二附属医院皮肤科主任曾凡钦教授，先学中医，再读西医，毕业后经临床实践，又两度出国深造皮肤科，现为中华医学会广东皮肤学会会长，在西医皮肤科领域可谓炉火纯青，但他始终不忘中西医结合，除临床开中药方外，在其著作《红斑性狼疮》一书中，也专门提到此病的中医疗法。

中西医结合医师，现已成为中国医生的职称之一，在学的中医学生，也有系统的现代医学课程，有的院校还设立中西医结合专业。总之，中西医结合已是中国医学一大特色。

（原载《羊城晚报》）

话说西医用中医

西医用中医与西医学中医不同。后者有的是受医院安排，派送参加西学中的；有的虽然主动要求，亦可能一时兴趣，而相当部分是回医院后学不致用的。

西医用中医则是在临床实践中，按实际需要使用中医药，甚至是根据病情之需，要使用中医药而别无他择，这就可视为求助于中医药了。

据我所知相交多年的几位西医专家，他们用中医的事例就颇有代表性。

全国知名的广东省人民医院肿瘤中心介入治疗科的邵培坚主任医师，每当对肝癌介入治疗的间期，他都让病人找有经验的中医调理，自己也常开出一些有提高免疫力的抗肿瘤中成药；从广州市结核病肺部肿瘤防治所所长退休返聘的黎圣本主任医师，对使用中草药猫爪草胶囊治疗淋巴结核就颇有心得；曾任广州医学院第一附属医院医务科长的男性科杨清源主任，用中西医结合治疗男性不育，特别是弱精症，颇有疗效；全国知名的广州医学院第二附属医院神经内科的高聪主任医师，虽然经常被邀到各院会诊，但对一些经治不愈的有颈椎病的耳鸣患者，却嘱病者找中医推拿师手法治疗，常有疗效。

我知道，上述几位专家都没有系统地学过中医，但当病情需要，他们都放下西医名家的架子，自己使用或向病者推介，求助于中医药。

西医用中医也可体现在医院行为方面。历史悠久的中山大学附属眼科医院，你别看他聚满了国内外知名的西医眼科专家，他们在诊疗中也常为病人开出各种中成药，尤其是给眼底病患者。我认识的一位博士后年轻专家，他也肯定某些中草药对眼疾的确切疗效。

云集各路西医神经科高手的兴旺发展的广东省三九脑科医院，最近该院身兼党政一把手的单院长要我去讲一堂关于西医用中药的小课，幸好我课前先到药房了解了一下。原来他们购用的涉及神经系统的中成药已达 40 多种。

西医借助中医去迎战病魔，至少也增多一种武器，相信世界各地的西医都不会拒绝的，尤其是认识了中医药疗效的西医。但是，只有当今中国的西医，才可以得心应手地做得到。

香江杏林　良医济济

——访香港中医骨伤学会

相聚内地，应运而生

"香港中医骨伤学会"前名"香港（中国）骨伤治脊学会"，成立于1984年3月。当时，香港许多骨伤（跌打）医生，应邀参加了在深圳举办的"国际颈椎病、腰腿痛学术讨论会"。会议期间，香港同道们在交流学术之余，有感于国内学术团体的兴旺繁荣，觉得香港亦需要一个行内学术团体。于是，以增加学术交流，推动和提高骨伤治疗水平，为香港的骨伤科繁衍昌盛作贡献，为同道争取合法权益为宗旨的香港中医骨伤科学术团体便应运而生。此后，学会不断发展，以注册中医为主，表列中医为次的会员队伍不断扩大，已达800多人。学会已有了自己的学会期刊，自己的教学培训场地和自己的办学机构——香港中医骨伤学院。

团结同道，争取权益

过去，由于历史的多种因素，香港中医骨伤科医生一直被排斥于香港医疗保健体系之外，使广大香港市民和公务员无法享有中医骨伤医疗保险和服务，中医骨伤科医生开出的病假单被视为无效，中医骨伤科医生也不能转介病人享用政府各种医疗辅助设备。此外，在政府医疗保健机构与中医药工作小组中，也无中医骨伤科一席之位。在学会成立之后，把这不合理现象积极向政府反映，使有关政府部门予以重视和关注，后来，卫生福利司的副司长还约见了骨伤学会的代表，明确表态："代表香港骨伤科（跌打、针灸）医生的骨伤学会，在由各中医药团体和政府联合组成的中医药管理委员会中应占一定席位。"如今，中医药管委会已有两名骨伤学会的代表加入，一些不合理的现象正在逐步解决，许多同道的合理意见得到及时的表达。

服务会员，踏实耕耘

骨伤学会明确表示，他们并非牟利团体，不随便向会员收取费用，另一方面，又完善入会程序，确保会员的资历合乎章程要求，防止滥竽充数。学会经常向市民开展有关骨伤科医学科普宣传，在利用电视、报刊宣传骨伤科保健卫生常识的同时，积极向社会树立骨伤科医界同仁的良好形象。

为了提高会员们的学术水平和学历资质，学会开展了多形式、多渠道、多层次的培训工作，开办了"骨伤治脊专科班"、"针灸高级文凭班"、"中医骨伤大专课程"、"中医系（6年）本科课程"、"骨伤科硕士课程"、"中医执业考试辅导课程"、"电脑数码化课程"等等。特别是通过普及大专教育造就了一大批专业人才，也使香港出现一股学习中医骨伤科专业的热潮，为香港中医骨伤科的繁衍昌盛作出了贡献。

联手内地，广结师朋

在"九七"之前，学会的同道们已很仰羡内地的中医政策，他们坚信在特区政府成立后，祖国的中医政策必能惠及和发展香港的中医事业。因而，他们积极主动地与内地的医学团体和医院沟通联络，通过"请进来，拉出去"的办法，开展形式多样的往来。例如，报考内地医学院的研究生班，去内地医院参观访问，请内地老师来香港讲学，聘请内地专家为本会学术顾问，部分会员又被邀担任内地中医院校的名誉教授或讲师，又与内地团体合办学术交流会议或培训班，尤其与北京、上海、福建、广西、辽宁、广东联系合作最为频繁。现在，香港与内地一样，医务人员需要"继续教育"，但他们是称"持续进修"课程，每年计算学分，香港注册中医是每 3 年续签一次的，到时就要考核进修分数。

义务兼职，永远光荣

骨伤学会的班子设三首长制：理事长、会长和监事长。理事长主持会务和决策，会长负责对外事务，监事长把关监督。每届任期三年。如同内地一样，这些"长"们都是兼职的，但他们更辛苦，每次召集开会，都要在门诊结束后的晚上八时之后，而且，经常组织捐款赞助。从理事长到会长们都主动带头。当然，他们的付出是有目共睹的，因此，在换届退下来之后，学会则会在原衔头之前加上"永远"二字，称为永远会长。

最近，我访问了正当盛年的学会理事长黄杰医生，他给我的名片这样写着：香港中医骨伤学会永远会长，香港中医骨伤学会理事长，香港中医骨伤学院常务院长，香港中医药管理委员会中医组委员，注册事务小组主席。从这名片上已看到香港特区政府对中医骨伤科医生的渐趋重视，也看到一个受人尊重的学会工作者肩上的重任。

（原载 2006 年 11 期《广州卫生报》）

有困待解的香港中医

香港中医骨伤学会的持续进修培训机构，曾约我讲一个实用诊查课程，系统讲讲徒手进行的神经系统的检查方法。听课者众。

在香港的中医生，至今仍不允许"过界"搞西医那些诊查项目的。比如，明知接诊的病人有糖尿病，你就不能为他测血糖；面对一个浮肿病人，就不能查尿常规、血常规；中医骨伤科医生，面对一个骨折病人，就无权开单去拍一张 X 光片，而只能靠望闻问切或手法检查来辨证施治。

然而，当今的中医，已或多或少地了解和掌握了现代医学的知识。况且，他们面对的病者，有相当部分是经过西医的诊治的。为了对比和了解病情，也为了了解中医诊治的疗效，做一些超乎望闻问切的诊查是必要的。这方面，内地的中医基本上是不受约束的，如同西医也可以开中成药、中药方剂那样。因为有"中西医结合"这把尚方宝剑。

那么，香港的中医在这方面又怎样变通呢？打"擦边球"的方法还是很多的。例如，测量体温和血压，可以让病人自己进行，也有的中医门诊部由护士执行；需要化验或影像检查，则可以由病人到化验所口头提出；病人中医诊治后，为了解疗效，可嘱其回原诊治的西医院复查等等。至于本文开头说到的徒手进行神经系统检查，更是一个可行的土办法：用手指代替西医的诊锤进行叩诊，叩出正常生理反射或引出病理反射，或用手指搓出的声音代替音叉最基本的听力检查，用手指测眼压和简易的周边视野，都是可行的，其前提是先要掌握有关的知识。

当然，香港的中医同道们是不满足于打尴尬的擦边球的，他们正在争取一些必要的权利。例如骨伤科医生开单给病人去照 X 光片的权。因为只有经治的医生开出的 X 光申请单，才可以按医生的要求具体拍摄哪个部位，以及用什么角度去拍，这样，对诊断才更有意义。据说，这个申请已有批准的眉目了。据说，香港政府在 2012 年财政预算中，就准备在广华医院建设全港第一个中医住院部。这就好了，有了住院部，对住院病人使用现代诊疗技术不应受太多限制吧。

但愿，香港的中医生，也可以中西医结合起来。

坐在梯上的呆想

在澳洲生活的女儿，最近换了一间复式新居，要我过去度假。住上几天后，我居然爱上坐楼梯。

梯级是柚木造的，没有冰冷生硬感；梯级明窗透亮，没有阻掩视线；梯级高低适度，让我伸屈自如。

每天花一个时辰坐在梯级上品茶看书，尚有足够的时间在这里呆想。

梯级是让人登高落地的，它与平途坦道的差别在于更要费力。

我背上书包后，第一次看到的勉语是一幅工整的联句："学海无涯勤作岸，登云无路志为梯。"最后压轴的字眼就是这个"梯"字。中国学子接受向上进步的传统教育，也常借喻于梯，如阶梯、云梯、天梯。几十年过去了，在学业和事业里，在芸芸众生中，既看过有人登上科技的高峰、艺术的高峰，也看过有人攀上致富的捷径，但他们都要爬过梯级，要费气费力的，我敬重他们。

我也曾用自己的力气去登爬过普通的梯级，欣慰的是，在同龄人中也不算很低。现在退休返聘，还坐在梯中，未退脱下来。

　　梯级还算比逆水行舟好，不至于不进则退。然而，我早就不把志作梯了。现在的年岁，已是乐于吟诵宋代辛弃疾的这首词：少年不知愁滋味，爱上层楼，爱上层楼，为赋新诗强作愁。如今知尽愁滋味，欲说还休，欲说还休，却道天凉好个秋。

　　想到这里，我猛然看看坐着的木梯，幸好，还是我一个人呆着。如果占道阻人了，如果人多坐不下了，我会识趣回避的。

有趣的中西医争拗

中医与西医的学术见解争拗，往往是很有趣的。

上世纪 60 年代，我就听老师讲过这么个对话：一位西医说：你们中医说脾这么重要，其实，西医把整个脾脏切除了，人体依然无恙。对话另一方的中医说：你知道脾经吗？你能把脾经都切除吗？

后来，又听过这么个对话。中医说：我们八纲辨证是有依据和实践证明的，例如寒和热，我们判证是寒，使用了祛寒药，奏效了，则验证了我们的判证，更验证了医理存在的必要。西医说了：是呀，西医也有这种最朴素的验证诊断，叫做诊断性治疗。但这是在所有诊断方法都用不上或病人不肯用时，才无奈用的一种并不先进的方法。例如一种复杂的不典型的结核病，当 X 线诊断不明确，而病人又不同意作进一步检查时，结核专科医生跟病人打招呼，短期内积极使用抗痨药，一边治疗，一边看疗效来帮助确诊。

上世纪 80 年代，有一位西医对我说，诊断还是西医的准确，你看，中医对骨关节痛症常常是"喑埋（动辄）风湿"，而西医是要经过检查抗链球菌"O"和血沉降增高，才诊断为风湿性关节炎的。我当时就说，中西医理念不同，中医指的风湿，是风和湿以致风寒湿相搏的痹证，当然范围大啦。大家无言。一晃三十年，有趣的是，现在是西医"嗱埋风湿了"，你看，各大医院纷纷成立了西医的风湿科或风湿免疫科，治疗范围除了风湿和类风湿关节炎，还包括强直性脊椎炎、痛风、皮肌炎、硬皮病、银屑病、红斑狼疮等等，真是"三十年河东，三十年河西"啊。

最近一次无所不谈的医生饮茶小聚，一盅两件之后，一位中医说了：听说有科学家拿到了青蒿素的国际科技发明大奖了。其实，我们中医早就有治疟的办法，如常山截疟，青蒿也治疟疾的发热……有西医辩驳了：问题是要实验证明和提取到有效的物质，而且，青蒿素不是在中药青蒿中提取，而是在黄花蒿提取的。那位中医反驳：如果没有中草药的使用实践和提示，又何谈发现和提取？这位西医一时语塞。其实，就这个发明，我国医学界的临床和科研人员都有功劳，国家已对有关中、西医学科研协作单位和个人多年来作出的贡献，都给予了表彰奖励。倒是，通过这次几句话的争拗，让我们的思考一同回到临床与科研，经验与实验，中医与现代科技的结合和发展。

中医与西医学术上的争拗，是有益的哩。

香港悬壶有此人

记香港中医药管委会中医组主席黄杰医生

趁新年休假，我走出香港佐敦地铁站，径直往黄杰医生的诊所走去。礼貌上，算是新年叙旧，循例寒暄几句吧，不想今年候诊室的迎春气氛，除了贴满病者或友人的贺年卡外，还多了一幅由香港政府食物卫生局周一岳局长签发的任命状，原来，黄医生新任了香港中医药管委会中医组主席。也就是说，他已身为香港中医同行的首领了。

在与香港中医人士的交流中，我常常听到对黄杰医生的赞许声。其一是医术精。黄杰出生于中医世家，祖父是出道于佛山的跌打名医，其父继承岐黄之术，在香港行医，黄杰自小在悬壶济世的熏陶中成长，18岁那年正式入门，除承学家传之外，他还北上内地，在北京、广东、广西接受正规而系统的教育，并获得骨伤硕士学位。学成之后，他结合传统中医精髓，引入现代科技，结合临床心得，并保持与内地高层次学术机构的沟通，使其医术日臻炉火纯青。现在，他那门庭若市的诊所，既有祖传的跌打药酒，又有他研制的矫治颈椎病的治疗枕。他还每年在香港骨伤学院为业界讲授骨伤科专业的持续进修（继续教育）课程及专科培训。并从1996年起担任山东省颈椎病研究所研究员，全国脊柱相关疾病学会、颈椎病学会、软组织疼痛学会、传统手法学会等学术组织领导，并被聘为香港中文大学中医药研究所顾问、广西中医药大学教授。

其二是医品正，在香港的中医，基本是私人开业，黄医生也不例外。他收费合理，为治好每位病人，他施展其独特的骨伤治疗手法，必要时还加上针刺艾灸，望闻问切、辨证施治；他把病人视为上宾，不摆名医架子，不管何方神圣来访，他都不会放下病人去客套迎送，待完成经治病人的治疗后，才回过头来办其他事宜；他十分注重医德修养，除自身处处以身作则，以仁心仁术救治病人外，还经常在学术团体中提醒同行注重医德修养，此举尤为难得。

其三是热心于促进中医事业，在香港这个特殊的社会，中医虽然在民间很受群众欢迎，但由于长期的殖民统治，香港中医药行业得不到政府的认可和重视，身为中医业界领袖，他在行医济世之余，为了促进中医学在香港的发展，维护中医的合法权益，早在香港回归之前，就与几位志同道合的同行，参与筹建了"香港中医骨伤学会"。后来还担任了该会的理事长，为活跃学会的学术活动、提高学会的凝聚力，作出了很大贡献。现在，黄杰荣任香港中医药管委会中医组主席，对维护和反映香港中医业界的权益与呼声，促进香港中医药行业发展将起到重要作用。

《心血管病食疗》序

近 20 年来，高血压、心脑血管病的发病率、死亡率逐年上升，这与经济发展、生活方式及饮食结构的变化有密切关系。当然，也因为社会与科技的进步，使意外和传染病等死因减少了，这就更突出了研究心血管病防治的必要。

导致冠心病有三个最主要的因素，即血清胆固醇高、血压高和吸烟。前二者又和饮食有密切关系，如嗜咸、嗜油、嗜酒、偏食等不良饮食习惯。只要人们增强自我保健意识，把防治心脑血管病的主动权掌握在自己手中，去除不良饮食嗜好，调整饮食结构，学会以食防病，积极锻炼身体，那么，防治冠心病的前途是乐观的，心脑健康，活百岁何难！

食疗是我们的先祖千百年来在与疾病斗争的体验中积累总结出来的一种治疗疾病的方式，历代中医名家多有研究。唐·孙思邈曾精辟指出："用食平疴以释情遣疾者可谓良工。"劝人们以食疗颐养天年。食疗源于生活，简单易行，安全度高，于健者或病者均乐于接受，如今，已被中西医学界广为重视，可以说，食疗是我国传统烹调技术与药物疗法的巧妙结合，是科学与艺术结合之精华。

《心血管病食疗》一书，作者收集了我国传统食疗的精华，向读者介绍了防治心血管病的饮食、食疗食物和营养素等，还把导致心血管病变的不良饮食因素也一一告诫读者，因而，这是一本科学性很强，又很有实用价值的保健读物。

本书作者是广州地区著名科普作家，在医学临床中，他是一位内科医学专家；在科普写作中，他是一位著有多部力作，并常在电视、报纸中开展健康宣教知名度很高的医学科普作家。如同前面所说的食疗并不是药物与食物的简单相加那样，医学科普作家也不是医生与作家的简单相加，写作水平的提高，能使科普文章既有科学性，又有趣味性，而有了丰富的临床经验，写作科普才有更多的素材，作品才更有说服力，而作者正是这为数极少的难得人才。

最后，愿作者为防治心血管病而开出的这张大处方，有助于千千万万的中老年人却病延年，健康长寿。

（摘自 1996 年 3 月出版的《心血管病食疗》）

《科学忌口使用手册》代序

——纠正忌口的种种误区

忌口有狭义和广义之分。狭义的忌口是指患病时应忌什么饮食；广义的忌口还包括因年龄、性别、体质、气候、地区的不同和药物的配伍禁忌，以及药物与食物、食物与食物的相克、不宜和禁忌。

笔者通过临床实践和参与电视、电台、报纸等各种健康咨询活动，发现了不少有关忌口的误区，大致有以下几点：

一、西医不忌口

不少人认为只有中医才重视忌口，这不对。其实，西医一样须要忌口，有的病还特别强调忌口。例如血栓闭塞性脉管炎之戒烟；糖尿病之戒糖；肝病之戒酒；失眠之戒咖啡；痛风病的忌口就更多了，什么酒类、浓茶、红肉、豆类、酸性食物、老火靓汤，都属忌口之列。

二、宁戒勿食

有的人患病时过分恐惧食物的毒副作用，对怀疑或传闻有碍治病的食物，一概不吃。甚至对一些较为中性又营养的食物，

医门杂著

也不敢食用。例如有人认为凡病不能吃"发物"。其实，虚弱的病人正需要这些所谓的发物，例如鱼、鸡、鸭、蛋、奶、豆等。用这些含丰富蛋白质的食物来提高机体的免疫力。旧时，就有人因出麻疹后过分忌口，导致"麻后盲"。

三、因噎废食

有人常把自己一次偶然的体验变成永远不改的戒律。例如饮过一两次牛奶出现腹泻，以后就再也不敢饮了；有人吃过一次西瓜出现咳嗽，以后就再也不敢吃了。这多可惜呀！其实，人对食物是可以逐渐适应的，也可以通过脱敏的办法，从少量到多量逐步适应。

四、以讹传讹

患病忌口，不同地区有不同的说法和禁忌，根据不同的地理环境气候而有所区别，有人生搬硬套，也有人以讹传讹，把别人不科学的甚至是迷信的东西奉若养生经典。

上述种种忌口的误区，相信随着医学知识的普及，将会逐渐减少。让"科学忌口"为人类的健康作出更大的贡献吧！

（摘自 2007 年出版的《科学忌口使用手册》）

医案随辑

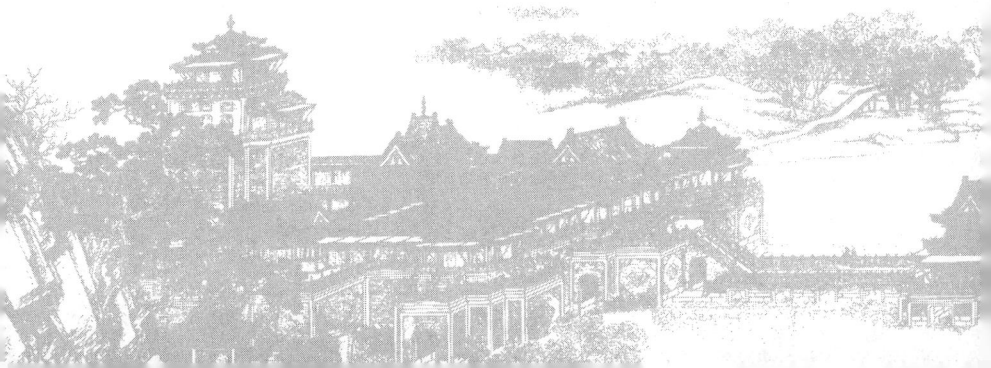

顾玉潜医案

广州中医药大学内科硕士研究生陈德健　整理

小儿脱发

陈某，女，11岁，2009年3月8日初诊。

1岁左右开始出现反复脱发，每于发热及服用解热镇痛药物后出现，曾在外院多处诊治多年，未见好转。近日又出现全头脱发，要戴帽遮掩，较易汗出。舌淡红，苔薄白，脉细。证属肝肾亏虚，气阴两虚。法当补肝肾之阴，益气固表，安神定志。

主方：女贞子 10g　墨旱莲 5g　何首乌 10g　白芍 10g

　　　　菟丝子 10g　浮小麦 30g　百合 15g　太子参 15g

　　　　白术 15g　茯苓 15g　炙甘草 5g

服药 5 剂后脱发明显减少，汗出症状减轻，之后长期来诊调理，经近两年治疗，上症痊愈，此后曾经多次感冒发热均未再出现脱发。

按语：本证属肝肾亏虚，气阴两虚。肝肾亏虚，则精血不足，精血不足则不能滋养头发，引起头发脱落。气虚则卫表不固，因而动则较易汗出。综观本案脉症，脱发，较易汗出，舌淡红，苔薄白，脉细，为肝肾亏虚，卫表不固之证。取方二至丸和四君子汤合方加减，以补肝肾之阴，滋阴养血以固发，益气固表以敛汗。加用何首乌、菟丝子以补益肝肾，滋阴养血，加用白芍、浮小麦以敛阴止汗，而取百合、浮小麦其安神作用，以消除患者恐慌心态，诸药合用，病症得愈。

偏头痛

林某，男，29 岁，2010 年 11 月 2 日初诊。

有右侧偏头痛病史 6 年，曾在外院多处诊治，症状稍有好转后又随即发作，曾在祈福医院拍 CT 显示无异常，照 TCD 显示脑血流过快（达 130）。近来右侧偏头痛 1 月余，生活及工作受到影响，来诊时测血压为 110/70mmHg，舌红少苔，脉细。证属肝阳上亢。法当平抑肝阳，滋阴潜阳。

主方：龙骨 30g（先煎）　牡蛎 30g（先煎）　白芍 15g
　　　地龙 10g　蒺藜 15g　女贞子 15g　茯苓 15g
　　　延胡索 15g　天麻 10g　远志 10g　何首乌 15g
　　　川芎 10g　炙甘草 6g

服药 4 剂，偏头痛明显减轻，原方稍作加减再服 4 剂，症状基本消除，此后再未出现偏头痛。

按语：本证属肝阳上亢。肾阴不足，水不涵木，则导致肝阳上亢，从而形成偏头痛。综观本案脉症，右侧偏头痛，舌红少苔，脉细，为肝阳上亢之证。取龙骨、牡蛎、蒺藜、天麻以平抑肝阳，取延胡索、川芎、地龙以活血行气，通络止痛，取茯苓、远志以安心神，取女贞子、何首乌以滋阴养血，补肝肾之阴。诸药合用，病症得愈。

唇风治验 2 例

顾老师近年曾诊治 6 名患有唇风即西医的唇炎的患者，均为女性，年龄为 20 岁到 60 岁不等，均获治愈。现摘取其中两例医案供读者参考。

医案一：李某，女，24 岁，2010 年 9 月 1 日初诊。

口唇裂损脱屑、微痒微痛 1 年余，曾在外院诊治多次，症状稍有好转后又随即发作，来诊时口唇裂损脱屑，自述口唇时有瘙痒疼痛，且反复发作，舌绛苔少，脉滑数。证属湿热蕴盛，法当清热祛湿。

主方一：蒲公英 15g　白鲜皮 15g　皂角刺 15g　蒺藜 15g
　　　　　赤芍 15g　生地 15g　牡丹皮 15g　绵茵陈 15g
　　　　　银柴胡 15g　乌梅 10g　甘草 5g　防风 10g

服用 5 剂后症状基本改善，再按原方稍作加减服 5 剂病症痊愈。

医案二：孙某，女，51 岁，2009 年 8 月 7 日初诊。

口唇裂损脱屑、微痒微痛 3 年余，在外院一直诊治，但是症状时有反复。来诊时口唇脱屑，口角瘙痒疼痛，舌红苔腻，脉滑数。证属湿热蕴盛，法当清热祛湿。

主方二：皂角刺 15g　蒺藜 15g　徐长卿 15g　何首乌 15g

赤芍 15g　生地 15g　牡丹皮 15g　银柴胡 15g

乌梅 10g　甘草 5g　防风 10g

服用 7 剂后，症状基本改善，再按原方加减服 10 剂后病症痊愈。

按语： 以上两例都属湿热蕴盛。湿热蕴盛，复受风邪侵袭，引动湿热之邪循经熏蒸唇口，从而形成唇风。综观以上两医案脉症均为口唇裂损脱屑、微痒微痛，舌红脉滑数，法当清热祛湿。不同的是，方一以清热凉血为主，方二以祛湿为主，另加蒺藜、防风等祛风，生地、丹皮等清热凉血。诸药合用，共达清热祛湿之效。另外顾老师对唇风患者总结出一个预防或者防止加重原有症状的方法，就是患者在进食时用匙子，并且进食前涂上润唇膏，避免食物刺激口唇，患者遵从此方法后均取得较好疗效。

腹胀矢气

杨某，男，58 岁，2011 年 8 月 5 日初诊。

腹胀，频频矢气 1 月余，既往时有腹胀、矢气等症状，但未作特殊处理，近日腹胀、矢气症状加重，来诊时腹胀，时有矢气，大便畅，舌淡红苔薄白，脉细。证属气虚食滞，法当补中益气，消食化滞。

主方：党参 15g　白术 30g　茯苓 15g　甘草 5g

川楝子 15g　瓜蒌皮 10g　大腹皮 15g

砂仁 5g（后下）　山楂 20g　莱菔子 15g

枳实 15g　芒果核 15g

服用 3 剂，腹胀、矢气等症状基本缓解，按原方加减再服 3 剂，病症痊愈。

按语：本证属气虚食滞。气虚食滞则脾胃无力推动，从而导致腹胀，矢气频频。本病常见，但此例持续日久，且有放气而仍胀。法当补中益气，消食化滞。取方四君子汤加减以补中益气，取川楝子、大腹皮、枳实以行气宽中，行气导滞，取砂仁、山楂、莱菔子、芒果核以消食化滞，诸药合用，病症得愈。

附件囊肿

李某，女，52 岁，2010 年 12 月 20 日初诊。

发现左侧附件囊肿 1 周，左髋关节痛数年。曾在市妇婴医院彩超示左侧附件囊肿（43mm×42mm×41mm），边界清，囊壁尚光滑，内无回声。来诊时，患者双侧腹股沟各触到一个肿大淋巴结，质软，不痛，活动度可。舌淡红苔腻，脉涩。证属气滞痰凝。法当化痰行气，软坚散结。

主方：屈头鸡 15g　甘草 6g　独活 15g　木瓜 15g

　　　鹰不泊 30g　海螵蛸 15g　猫爪草 15g　牛膝 15g

　　　葵树子 15g　薏苡仁 30g　风栗壳 15g

经上方治疗 2 个月后复查子宫附件，彩超示双侧附件区未见肿块，双侧腹股沟淋巴结消失。

按语：本证属气滞痰凝。气机运行不畅，导致痰湿内阻，久之则形成囊肿。法当行气化痰，软坚散结。取屈头鸡、猫爪草、风栗壳以软坚散结，葵树子、薏苡仁以清热解毒利湿，另加独活、木瓜、牛膝以舒筋活络治其髋关节痛。诸药合用，病症得愈。

鼻咽部癌前病变

杜某，男，16 岁，母亲是鼻咽癌高发区广东四会人，2010年 8 月 21 日初诊。

发现右颈肿物 2 月余，曾在中山医科大学行鼻咽部、颈部MR 示：①考虑鼻咽癌；②颅底未见骨质破坏；③颈部多发淋巴结，考虑转移瘤。抽血 EB 病毒抗体：VCA－IgA 1：80。肿物切除活检示：坏死性淋巴结炎。来诊时患者右颈部肿物，质硬，无触痛，活动性较好，无鼻出血，无头痛，舌淡红苔白腻，脉涩。证属痰湿内阻，法当化痰祛湿、软坚散结。

主方：板蓝根 18g　连翘 12g　屈头鸡 15g　猫爪草 12g

　　　茯苓 15g　薏苡仁 30g　夏枯草 12g　牛大力 20g

　　　风栗壳 15g　白术 15g　甘草 6g

经上方加减治疗半年后复查鼻咽部、颈部 MR 示：①鼻咽黏膜明显增厚，较前无大改变；②颅底未见骨质破坏；③颈部多发淋巴结较前明显缩小。抽血 EB 病毒抗体：阴性。再治疗 3个月后颈部肿物消失。

按语：本证属痰湿内阻。痰湿内阻，久之则形成痰核。治当化痰祛湿，软坚散结。取风栗壳、屈头鸡以软坚散结，板蓝根、夏枯草、连翘以清热解毒。取牛大力、茯苓、薏苡仁、白术以祛湿。此例经多种检查均高度怀疑鼻咽癌，且母系四会人，四会属鼻咽癌高发区，嘱定期复查，并巩固治疗。

肠粘连 40 年

李某，男，83 岁，2005 年初诊。

患者 1964 年因阑尾炎合并穿孔导致腹膜炎，术后经常腹痛，诊断为肠粘连。1971 年因腹壁疝，在广州市第二人民医院术后仍经常腹痛，往后几十年腹痛时有发作，在市某医院外科诊断为肠粘连和消化不良所致。后来到市中医院五羊门诊部就诊。来诊时患者右下腹部疼痛，时有泛酸、嗳气，大便畅。体查：腹软，右下腹部压痛（＋），反跳痛（－），麦氏点无压痛，墨菲征（－）。舌淡红，苔薄白，脉涩。

主方一：瓦楞子 30g（先煎）　海螵蛸 20g（先煎）

　　　　白芍 15g　防风 10g　枳壳 6g　川楝子 15g

　　　　瓜蒌皮 10g　莱菔子 15g　延胡索 15g

　　　　大腹皮 15g　乌药 10g　甘草 6g

主方二：海螵蛸 20g（先煎）　三棱 15g　莪术 15g

　　　　川楝子 15g　瓜蒌皮 10g　延胡索 15g　乌药 10g

　　　　枳壳 10g　布渣叶 10g　党参 15g　茯苓 15g

　　　　白术 15g　甘草 5g

经上方加减治疗数月后右下腹痛基本消失，嗳气、泛酸等没有再复发。

按语：顾老师认为，肠粘连所导致的腹痛是气机不畅所致，气机不畅则肠道蠕动能力下降，从而导致腹痛，因此用枳壳、延胡索、大腹皮、乌药等行气止痛，加用三棱、莪术来破血行气，加用川楝子、瓜蒌皮等行气宽中，白芍、防风以敛阴祛风止痛，海螵蛸、瓦楞子等制酸止痛。诸药合用，病症得愈。

慢性荨麻疹 2 例

医案一：黄某，女，26 岁，2010 年 7 月 17 日初诊。

患者全身反复皮疹（荨麻疹）10 余年，在外院诊断为荨麻疹，在外院多次治疗后未见好转，反复发作。来诊时全身皮疹，稍红肿，瘙痒，皮肤划痕症（＋），舌淡红，苔薄白，脉数。

主方：白鲜皮 15g　皂角刺 12g　银柴胡 12g　乌梅 10g

防风 10g　浮萍 10g　生地 15g　土茯苓 15g

赤芍 15g　紫花地丁 12g　绵茵陈 15g　甘草 6g

经上方加减后治疗 2 月余未再出现皮疹，基本痊愈。

医案二：戴某，男，23 岁，2011 年 9 月 8 日初诊。

反复皮疹 2 年余，去年初查过敏原有鱼类、小麦、尘螨，在服激素，余无不适。来诊时全身散在性皮疹，瘙痒，舌淡红，苔薄白，脉细。体查：全身散在性皮疹，稍红肿，皮肤划痕症（－）。

主方：银柴胡 10g　防风 10g　乌梅 10g　白鲜皮 15g

赤芍 15g　生地 15g　土茯苓 15g　徐长卿 15g

皂角刺 15g　蒺藜 15g　苦参 12g　甘草 6g

按语：顾老师认为，患者全身的反复隐疹（荨麻疹），属于西医的过敏性疾病，故以祝谌予的过敏煎为主方，即银柴胡、乌梅、防风、五味子、甘草。加用生地、赤芍凉血，白鲜皮、皂角刺、紫花地丁清热解毒，用绵茵陈、土茯苓祛湿。并嘱咐病人戒口，少用热水洗澡。

过敏性鼻炎

医案一：何某，女，14 岁，2010 年 9 月 15 日初诊。

患者间歇性鼻塞、鼻痒、流鼻涕 3 年余，未曾在外院治疗，近日鼻痒、流鼻涕症状加重。来诊时鼻痒、流鼻涕，时有鼻塞头痛，无咳嗽咯痰，无恶寒发热，舌淡红，苔薄白，脉细。

主方：黄芪 30g　白术 20g　防风 12g　银柴胡 10g

　　　　乌梅 10g　苍耳子 10g　辛夷花 12g　白芷 10g

　　　　细辛 4g　路路通 15g　连翘 12g　板蓝根 15g

服药 1 周后鼻塞症状明显改善，3 周后症状基本消失。

医案二：李某，男，27 岁，2010 年 8 月 17 日初诊。

患者间歇性鼻塞、打喷嚏 5 年余，在外院治疗未见疗效。来诊时打喷嚏、鼻塞头痛，无咳嗽咯痰，无恶寒发热，舌淡红，苔薄白，脉细。

上方加减，治疗 3 次后打喷嚏、鼻塞症状基本痊愈。

按语：顾老师认为，中医的鼻鼽为西医的过敏性鼻炎，属于过敏性疾病，故亦使用过敏煎为主方。又认为，鼻炎属于中医里面的卫表不固，用玉屏风散治疗。过敏煎与玉屏风散合方治疗过敏性鼻炎效果更佳，另加用苍耳子、辛夷花、白芷、细辛、路路通通鼻窍，连翘、板蓝根则预防感冒所引起的鼻塞、打喷嚏、流鼻涕等症状，诸药合用，病症得愈。

甲状腺肿物

杨某，女，58岁，广州人，2011年11月26日初诊。

发现颈前肿物1年，近20天出现肿痛，在广州市荔湾区中医医院查甲状腺超声示：甲状腺右侧叶内异常回声。CDFI：结节周边及内部可见少量血流信号，下极可见一以无回声为主的混合回声结节，大小约29mm×26mm，考虑腺瘤囊性变（内出血可能）。来诊时右侧颈部肿大伴疼痛，无呼吸困难，无声音嘶哑，舌淡红，苔薄白，脉涩。体查：右侧甲状腺肿大，触痛，可闻及少量血管杂音。

主方：石上柏 30g　屈头鸡 15g　猫爪草 10g　白茅根 20g

　　　　仙鹤草 15g　赤芍 15g　牡丹皮 15g　薏苡仁 30g

　　　　浙贝母 15g　甘草 5g

服药两月后复查甲状腺超声示：右侧甲状腺混合性包块，性质待查。CDFI：无回声区周围血流信号增多，内部未见明显血流信号。右侧甲状腺内见一个类圆形无回声区，大小23mm×20mm。

按语：顾老师认为，治疗患者甲状腺肿物或者其他血流丰富的肿物时，应该参照西医的"饥饿疗法"，从根本上切断对肿物的血流供给，从而使肿物缩小。故用白茅根、仙鹤草、赤芍、牡丹皮等凉血止血之品，加用屈头鸡、猫爪草、浙贝母等软坚散结，诸药合用，病症得愈。

子宫肌瘤

医案一：张某，女，54岁，2010年初诊。

患者体检时查子宫B超（25/5）示：子宫多发肌瘤，最大一个约5.9cm×5.5cm，遂到我院门诊就诊。来诊时患者已停经1年余，身体无其他不适，舌淡红，苔薄白，脉弦。

主方：海螵蛸20g　续断30g　大蓟15g　赤芍15g

仙鹤草15g　甘草6g　生地黄15g　牡丹皮10g

何首乌15g　葵树子15g　牡蛎30g（先煎）

茯苓15g　薏苡仁15g

用上方治疗3个月后复查子宫B超示：子宫多发肌瘤，最大一个约5.9cm×3.6cm。继续按上方加减治疗1年后复查子宫B超示：子宫已不大，最大肌瘤约为4.7cm×4.2cm。

医案二：邝某，女，57岁，原有子宫肌瘤，服中药后肌瘤已缩小。绝经后停服中药半年，经子宫B超检查又增大，提示：子宫已缩小，但瘤体血流丰富。用上方治疗2月后，复查子宫B超示肌瘤明显缩小。

按语：顾老师认为，治疗子宫肌瘤或者其他血流丰富的肿物时，应该参照西医的"饥饿疗法"，从根本上切断对肿物的血流供给，从而使肿物缩小。故用大蓟、仙鹤草、赤芍、牡丹皮、生地黄等凉血止血，用海螵蛸、牡蛎软坚散结，用葵树子、薏苡仁等清热解毒，诸药合用，病症得愈。

口腔扁平苔藓

陈某，女，57 岁，2012 年 1 月 29 日初诊。

患者口腔双颊痛 2 年，曾在外院治疗诊断为扁平苔藓，多次治疗后未见疗效，遂到我院门诊就诊。来诊时口腔双颊疼痛，身体无其他不适，舌淡红，苔薄白，脉滑。体查：口腔可见两处白斑，表面光滑，触痛，大小约为 1cm×0.5cm 和 0.8cm×0.6cm。

主方：乌梅 10g　甘草 5g　绵茵陈 15g　白鲜皮 15g

　　　 土茯苓 15g　赤芍 15g　石上柏 30g　徐长卿 15g

　　　 薏苡仁 30g　蒺藜 15g　皂角刺 15g　何首乌 15g

服上方同时并嘱禁食生冷煎炸油腻辛辣甜食及海鲜，饮食清淡，多饮温开水，并且在疼痛处涂碘甘油。

用上方治疗 1 个月后患者自述疼痛基本消失，体查可见患者口腔双颊白斑基本消失。

按语： 顾老师认为，患者口腔中的扁平苔藓由湿浊及内热引起的，故用绵茵陈、白鲜皮、土茯苓、徐长卿、薏苡仁、皂角刺等清热除湿，加用乌梅收敛，并在疼痛处搽碘甘油促进愈合，诸药合用，病症得愈。

中年杂病

陈某，男，46 岁，2011 年 10 月 29 日初诊。

患者自述口苦，腰肌疼痛 1 年余，并有双耳耳鸣。在外院多次治疗未见疗效。来诊时口苦，双耳耳鸣，无听力下降，腰肌疼痛，无双下肢放射痛。舌淡红，苔黄，脉涩。体查：咽充血，双侧扁桃体无肿大，双耳听力正常，肾区叩击痛（－），双侧直腿抬高试验（－），双侧"4"字试验（－）。

主方一：黄柏 15g　苍术 15g　牛膝 15g　木瓜 15g

肉苁蓉 15g　女贞子 15g　蒺藜 15g　白芍 15g

延胡索 15g　麦冬 12g　茯苓 15g　玄参 10g

旱莲草 12g　甘草 6g

服上方 3 剂后口苦改善，但自觉口淡，耳鸣及腰肌疼痛改善，改用下方。

主方二：独活 15g　夜交藤 20g　白芍 15g　茯苓 15g

牛膝 15g　木瓜 15g　延胡索 15g　骨碎补 15g

忍冬藤 20g　薏苡仁 30g　甘草 6g　黄精 15g

黄柏 15g　苍术 12g

服上方 4 剂后上症基本痊愈。

按语： 顾老师认为，面对类似上述患者身体有多方面不适时，可以根据西药多靶点治疗的理念来开方。故用木瓜、牛膝、二妙汤、延胡索等治疗腰肌疼痛，予二至丸补肝肾来治疗耳鸣，用麦冬、玄参、白芍等养阴生津来治疗口苦。诸药合用，病症得愈。

反复发热不退

王某，男，11 岁，2009 年 6 月 12 日初诊。

患者 1 周前放学回家，自觉疲倦，发热 38.7℃，晚上去广医荔湾医院急诊就诊，诊断为化脓性扁桃体炎，给予头孢静滴，口服蓝参口服液及中药后热退，后因进入总复习，精神紧张，加上饮食不当，3 天前又出现发热 38.6℃，遂到广州市第二人民医院急诊，静滴头孢 2 天，并口服头孢、阿奇霉素片、氨溴索片，服后仍未见退热，后服美林才退热，但汗出如淋，全身乏力，后来反复发热，热至 39℃。来诊时自觉神清，头热，无恶寒，咳嗽，脚冷，纳差，二便调。体查：咽充血，双侧扁桃体Ⅱ度肿大，舌红，苔黄，脉滑数。

主方：羚羊骨 20g（先煎） 桑白皮 9g 地骨皮 9g

　　　鱼腥草 9g 银柴胡 9g 白薇 9g 稻芽 30g

　　　蝉蜕 6g 枇杷叶 9g 丝瓜络 6g 青蒿 5g（后下）

服药 1 剂后，当晚半夜 3～4 点热退（没有服美林），后再服 1 剂，热退，大便畅顺，小便清，仍有少许咳嗽。后用中药数天后基本痊愈。

按语： 对于发热病人，顾老师多用自拟方（银柴胡、白薇、蝉蜕、稻芽）来退热，加用泻白散来泻肺平喘，用丝瓜络、羚羊骨、青蒿加强退热作用，用鱼腥草、枇杷叶清肺热，诸药合用，病症得愈。

肋痛及颈部肿物

陈某，女，55 岁，2010 年 10 月 12 日初诊。

患者右肋痛并发现颈部肿物，未曾在外院治疗及做相关检查。来诊时右肋痛，颈部肿物，疼痛，偶有咳嗽。体查：右侧颈部肿物大小约为 1cm×0.5cm，触痛，质硬，活动度可，舌淡红，苔薄白，脉涩。

主方：鹰不泊 30g　屈头鸡 15g　风栗壳 15g　甘草 6g

延胡索 15g　大腹皮 15g　板蓝根 15g　连翘 15g

绵茵陈 15g　川楝子 15g　败酱草 15g

服用 7 剂后颈部肿物及右肋痛明显好转，再用上方加减服用 4 剂后颈部肿物消失。

按语： 对于颈部肿物，顾医生常用屈头鸡、风栗壳等软坚散结，再加板蓝根、连翘等清热解毒，延胡索、川楝子等行气宽中，诸药合用，病症得愈。

干燥性皮炎

黄某，女，93 岁，2012 年 1 月 3 日初诊。

患者全身皮痒 1 月余，未曾到外院接受治疗，去年冬季无全身皮痒。来诊时全身皮痒，局部有潮红及皮损，无渗血渗液，无恶寒发热，无咳嗽咯痰，舌淡红，苔薄白，脉细。

主方：白鲜皮 15g　蒲公英 12g　紫花地丁 10g　何首乌 15g

绵茵陈 15g　土茯苓 15g　赤芍 15g　乌梅 10g

皂角刺 12g　蒺藜 15g　生地 15g　甘草 6g

防风 10g　银柴胡 8g

另配合外洗方：大飞扬 30g　苦参 30g　蛇床子 30g

服用 3 剂及外洗 3 剂后，全身瘙痒较前改善，再服 6 剂后全身皮痒基本缓解。

按语： 对于此患者全身皮痒的情况，顾老师认为应该予以清热止痒祛湿，配以过敏煎。故予白鲜皮、蒲公英、紫花地丁、蒺藜、皂角刺清热解毒止痒，土茯苓、绵茵陈等祛湿，诸药合用，病症得愈。

急性中耳炎

郭某，男，5岁，2010年3月10日初诊。

患者左耳痛，发热2天，无鼻塞流涕，今有咳嗽，在外院专科检查后诊断为中耳炎。来诊时患者仍有发热，左耳痛，咳嗽，无鼻塞流涕，舌红苔黄，脉数。

主方：鱼腥草15g　金银花9g　连翘10g　甘草4g

辛夷9g　苍耳8g　银柴胡8g　乌梅8g

防风8g　蒲公英9g　枇杷叶8g　岗梅30g

服用3剂后患者左耳已不痛，热已退，尚有咳嗽，按上方加减再服用3剂后症状基本缓解。

按语： 顾老师认为，小儿所患的中耳炎基本由于咽鼓管堵塞所致的，因此按照西医的理论来指导临床治疗，应先通鼻窍，减少耳内压力，中耳炎自然会较快治愈。于是用苍耳子、辛夷等通鼻窍，用过敏煎减少鼻内分泌物，用鱼腥草、金银花、连翘、蒲公英、岗梅等清热解毒，诸药合用，病症得愈。

老年肺炎

医案一：李某，女，91岁，2012年3月10日初诊。

患者咳嗽10天，夜间尤甚，咯痰，无恶寒发热，大便畅。来诊时咳嗽咯痰，无恶寒发热，无鼻塞流涕，大便畅，舌红苔黄，脉滑数。

主方：鱼腥草20g　苇茎15g　炙麻黄4g　葶苈子12g

茯苓12g　牛大力20g　莱菔子12g　杏仁12g

桔梗12g　连翘12g　桑白皮15g　甘草5g

百部12g

服用3剂后咳嗽大减，尚有痰，大便欠畅。按上方加减后再服3剂基本痊愈。

医案二：郭某，女，79岁，2012年2月27日至3月7日因双下肺肺炎在广州市第一人民医院住院，出院至今仍有咳嗽，痰多，舌红苔薄白，脉数。

主方：鱼腥草30g　桑白皮15g　银花12g　法半夏12g

龙利叶12g　苇茎15g　牛大力20g　百部15g

茯苓15g　甘草6g　炙麻黄5g　杏仁12g

上方服用6剂后症状基本缓解。

按语： 顾老师认为，有些医生慑于老年体弱，明知有实热，也不敢用攻法，其实是延误了祛邪时机，反更伤体弱之躯。因此对老年肺炎患者，应先祛邪。故用鱼腥草、连翘等清热解毒，苇茎、桑白皮、百部、炙麻黄、葶苈子等清肺止咳平喘，牛大力、茯苓等祛痰，诸药合用，病症得愈。

胰腺癌前病变

金某，男，50岁，2008年11月10日初诊。

患者近1年余经常恶心，胃纳差，体重下降20kg，自诉经常泛酸及上腹偏右隐痛，大便烂，日2～3次，量不多，有饮酒史。曾在广州市中医医院查上腹部CT示：①肝S4段占位性病变，性质待定。②胰腺局部形态改变，注意排除病变。③门静脉高压，脾稍大。④拟双肾囊肿。抽血示：CA199：61.48。未曾在外院接受治疗。来诊时恶心，上腹偏右隐痛，大便烂，胃纳差，时有泛酸，舌淡红，苔黄，脉弦。体查：皮肤巩膜无黄染，肝右肋下能触及，质软，无压痛，墨菲征（一）。

主方：海螵蛸20g　柿蒂10g　屈头鸡15g　葵树子15g

　　　　川楝子15g　八月札15g　瓜蒌皮10g　枳壳10g

　　　　延胡索15g　薏苡仁30g　大腹皮15g　石上柏30g

上方服用6剂后，早上已无恶心感，上腹无不适，按上方加减调理月余后查腹部MR示：①肝脏未见明确占位病变。②肾囊肿。抽血示：CA199：37.23。后经顾医生调理后患者症状基本缓解。

按语：此患者有长期饮酒史及近来经常恶心、胃纳差、消瘦等症状，再结合腹部CT及抽血结果，顾老师考虑为胰腺癌前病变，故予葵树子、石上柏、薏苡仁、八月札、屈头鸡等对腹部肿瘤有疗效的药物来抗肿瘤，用海螵蛸、柿蒂等减轻患者恶心、泛酸等症状，用川楝子、瓜蒌皮、延胡索、枳壳等行气止痛来缓解上腹部隐痛症状，诸药合用，病症得愈。但去年初曾有一次反复，经及时治疗控制。现今，患者仍定期来诊，病情已无反复。

不寐和多汗症

詹某，女，29岁，2012年2月25日初诊。

患者近1年来睡眠不佳，经常早醒，脚汗多，未在外院接受治疗。来诊时精神疲倦，脚汗多，舌淡红，苔薄白，脉细。

主方：牡蛎30g（先煎）　炙甘草5g　女贞子15g
墨旱莲10g　麦冬15g　百合15g　糯稻根15g
酸枣仁15g　合欢皮15g　首乌藤20g　远志5g
浮小麦30g　黄精15g

服用以上方剂5剂后复诊，症状好转，出汗明显减少，再参照以上方剂适时加减，继续调理。

按语：对于患者睡眠不佳及脚汗多的情况，顾老师认为系阴虚内热而导致不寐及盗汗，故用二至丸来补益肾阴，牡蛎、酸枣仁、首乌藤、合欢皮、远志等安神，麦冬、百合清心火安神，浮小麦、糯稻根等收涩敛汗，诸药合用，病症得愈。

月经延迟和溢乳

关某，女，35岁，2012年3月9日初诊。

患者平素月经延迟1周余，量一般，无痛经，无块状，上月曾做人流术，刚30天，每食燥热食物之后会尿频，每天有8～9次。LMP：9/11。自2009年产子后，双乳一直溢乳至今。来诊时患者精神可，溢乳，无乳房胀痛，月经未至，舌淡红，苔薄白，脉细。

主方：肉苁蓉12g　桑寄生30g　女贞子12g　麦芽30g

生地12g　首乌12g　党参15g　白术15g

云苓15g　赤芍12g　屈头鸡15g　海螵蛸30g

益母草12g

服用4剂后于3月23日复诊，以上症状明显好转，LMP15/3～19/3，4天干净。继续按上方加减服用调理。

按语：对于患者刚人流后气血不足，当以四君子汤补益脾气，加予肉苁蓉、桑寄生、女贞子等补益肝肾。而根据药理学研究，麦芽有抑制泌乳素分泌的作用，故用麦芽来改善溢乳症状，予屈头鸡、海螵蛸等软坚散结，益母草通经，诸药合用，病症得愈。

结肠癌和胃窦癌术后

廖某，男，42岁，2010年3月1日初诊。

患者于 8 年前检查发现原发性结肠癌，属于低分化腺癌，经手术切除及化疗后康复良好。又于 6 年前发现原发性胃窦癌，手术切除后只进行两次化疗便拒绝余下 4 次，后一直来诊服用中药调理，病情控制良好，没有复发。但自行停用中药后肠胃蠕动频繁，肠鸣增加，身体常感疲倦。此次来诊时患者精神疲倦，肠鸣加快，大便 3 次/日，质可，无黑便，舌淡红，苔薄白，脉细。

主方：海螵蛸 30g　党参 15g　白术 15g　瓦楞子 30g（先煎）

茯苓 15g　甘草 5g　白芍 15g　防风 15g

石榴皮 15g　延胡索 15g　薏苡仁 30g　山药 20g

按语：对于此患者的症状，顾老师认为患者曾做手术使肠管变短，食物排除时间快，大便频，吸收时间少，因此应用中药减慢肠胃蠕动，增加食糜停留时间，促进营养吸收，减少大便次数。故用四君子汤加痛泻要方加减，加用海螵蛸、瓦楞子等制酸抗癌，石榴皮、延胡索收涩止痛，予薏苡仁、山药等补益脾气，祛湿止泻，而且薏苡仁亦有抗癌作用，诸药合用，病症得愈。

右下颌肿物

朱某，女，48 岁，2010 年 4 月 5 日初诊。

患者发现右下颌肿物 1 年余，大如鸡蛋，并没有进行活检及其他治疗。经常咽痛、声音嘶哑、发烧，间有头痛、腰背倦。来诊时患者精神可，咽痛，声音稍嘶哑，无恶寒发热，无头痛，右下颌肿物，舌淡红，苔薄白，脉涩。

体查：右下颌肿物，质软，活动度可，大小约为 4cm×3cm，乳突及右胸骨上窝未触及淋巴结。

主方一：金银花 15g　杏仁 15g　生地 15g　连翘 15g
　　　　夏枯草 15g　茯苓 15g　蜂房 10g　风栗壳 15g
　　　　浙贝母 15g　桑白皮 15g　猫爪草 15g　蒲公英 15g
　　　　太子参 10g　木蝴蝶 15g

服用上方加减两月后，肿物缩小近一半，仍间有口干、声音嘶哑、头痛、腰背倦。

主方二：海螵蛸 30g　浙贝母 15g　夏枯草 15g　山慈菇 15g
　　　　薏苡仁 30g　连翘 15g　板蓝根 15g　甘草 5g
　　　　银柴胡 15g　乌梅 10g　防风 15g

按语： 对于此患者右下颌肿物，并有咽痛等症状，顾老师主张用清热散结的方法来治疗。故予金银花、连翘、蒲公英等清热解毒，予夏枯草、蜂房、风栗壳、浙贝母、猫爪草等软坚散结，诸药合用，病症得愈。

磨牙及眩晕

陈某，男，46 岁，2012 年 1 月 1 日初诊。

患者夜间磨牙数周，未曾在外院治疗，有颈椎病病史，来诊时患者精神可，夜间磨牙，无流涎，眩晕，无头痛，无手指麻痹，舌淡红，苔薄白，脉细。

主方：女贞子 15g　旱莲草 10g　赤芍 15g　绵茵陈 15g
　　　茯苓 15g　蒺藜 12g　屈头鸡 15g　夜交藤 20g

　　　　远志 6g　麦冬 12g　浮小麦 30g　甘草 6g

　　服用 3 剂后夜间磨牙大减，再按上方加减服用后磨牙症状基本消失。

　　按语：对于患者同时有夜间磨牙及眩晕症状，顾老师认为此例同出一因，应补益肝肾及宁心安神，故予二至丸加用茯苓、蒺藜、夜交藤、远志、浮小麦等宁心安神，诸药合用，病症得愈。

肿瘤医案回顾辨识

一、病理确诊病例

例1：鼻咽癌放疗＋淋巴清扫后淋巴转移

刘某，男，广州某灯泡厂工人，1970年发病时23岁，因颈部肿物活检确诊鼻咽癌（鳞状上皮癌），经中山医科大学附属肿瘤医院（门诊号76367）规范放疗后又发现颈部新肿物，随即转诊广东省人民医院耳鼻喉科，由吴山主任接诊施行颈部淋巴清扫术，但术后不久又发现在伤口边缘新出一表浅淋巴，经取出活检，仍为恶性淋巴转移，遂访寻中医求助，经先师接诊后按下方加减治疗，病情控制，未再发现新出淋巴。患者再未化疗。治愈后仍定期每月来诊间歇服药，后我师仙逝，由我接诊，并几十年随访，现年逾花甲，健在。刘先生病愈后已结婚，育一健康女儿。

主方：海螵蛸　川贝　猫爪草　全蝎　蜂房　龙衣

川楝子　瓜蒌皮　鹰不泊　生甘草　屈头鸡

病例回顾：

此例鼻咽癌颈部淋巴转移患者，按当时治疗已属规范（当时是大多不加化疗的），并经广东鼻咽癌专家吴山主任主刀作颈部淋巴扫除，按西医应属根治疗法，但因其年轻血旺，转移尤易，后服中药。先师以逐瘀解毒化痰散结之品攻之，我接诊后，以攻补兼施巩固疗效。以后间断服用中药 3 年，之后继续随访，至今健在，已成朋友。

例 2：扁桃体癌放疗后复发

患者彭国（因曾登报感谢，故写其真名），香港北角肉菜市场商人。于 1990 年患扁桃腺癌在香港玛丽医院病理确诊，并在该院行放射治疗。至 1995 年，该病复发，香港玛丽医院要求病人入院手术及化疗。但本人及家属鉴于患者年已 60 岁，不想再承受手术折腾，遂来我处求医。

患者来诊时症见咽痛、口干、痰多稀白，间有痰血，经放疗后口齿构音欠清，张口受限，双颌下淋巴肿大，舌质红，苔薄，脉滑。辨为邪热内盛，毒聚成瘤。

主方：石上柏　玄参　浙贝　牡蛎　川楝子　瓜蒌皮

　　　蜂房　龙衣　全蝎　猫爪草　屈头鸡　甘草

随证加减：枇杷叶　百合　麦冬　枝花头　仙鹤草

　　　太子参　云苓　八月札

经持续 11 年中药治疗，从开始每周 7 剂渐减至每周 2 剂。此后病情一直控制，间或回玛丽医院复诊检查，一直稳定，再未服西药，至 2006 年 2 月，经玛丽医院证实肿瘤转移至肺部，2 个月后在家安然去世。

（病者家属感谢信称，父亲的癌瘤一直没有扩散，像正常人生活，直到末后的两个月，癌才延生至肺部，出现病状。让他

在退休之年，得享 11 年儿孙之乐）

病例回顾：

本病诊断准确，经放射治疗后，也达疗效，但不幸于 5 年后复发。当时，患者因年龄较大，选择中医药治疗，经持续用药，攻补兼施，以解毒散结为主，让患者平稳再度过 10 年余，至第 11 年经玛丽医院发现出现肺转移更证明此病例并无误诊，经用中药治疗，已复发的癌症能控制 11 年，一直带瘤生存。

例 3：喉癌半喉切除后复发

患者黄某，男，70 岁，广州某机关干部，于 1990 年 5 月在广州市第一人民医院耳鼻喉科诊断为喉鳞状上皮癌，即予切除左声带（半喉切除），术后无放、化疗。于 1991 年末经同一医院纤维镜检查发现右声带又出现一粒突出物，伴咳嗽增多，当时，患者不同意再作任何西药、手术治疗，于 1992 年 2 月起来诊，服用中药治疗。

主方：海蛤壳　浮海石　猫爪草　屈头鸡　浙贝　玄参

　　　川楝子　瓜蒌皮　鹰不泊　蜂房　龙衣　水蛭

随症加减：竹茹　八月札　枝花头　川贝母　枇杷叶

兼服：消炎散结片（现改名为清热散结片）。

患者至 1994 年 6 月 9 日写来感谢信，诉声带肿物已消，咳嗽好转，于是停服中药，至今存活。

病例回顾：

许多喉癌患者，当时选择或同意半喉切除，是想保留自然发声功能，当有复发迹象时，便不愿再切除全喉了。此时，当患者在推搪手术或犹豫不决的治疗真空期间，及时给予中药治疗（其他癌肿亦然），而且是用全攻断截之剂，或能奏效。

例4：膀胱癌单用中药治疗

梁某，男，病发时57岁，广州某公共汽车公司干部，后出国经商，患者于1993年11月2日因无痛性血尿在广州医科大学附属第一医院行膀胱镜检查，发现于膀胱三角区充满水泡样增生组织，经活检证实为膀胱癌。从第二天起来诊服中药，每天1剂，返煎再饮，至同年12月7日膀胱镜复查，发现原有的水泡样组织已消失，因而，从发病起一直只用中药治疗，一直不再出现血尿，至2004年出现大便出血，经活检诊为结肠癌，在广州医科大学附属第一医院手术切除直肠癌肿，并证实结肠癌，为原发癌，与11年前的膀胱癌无关。

中药主方：石上柏　鹰不泊　葵树子　白茅根　生苡仁

大蓟　灯心花　海螵蛸　猫爪草　蜂房

土鳖虫

病例回顾：

该患者的确除了服我开的中药外，再没有采用其他西医疗法及其他中草药，而实际能认真依时服中药的时间也只有半年，其后是间歇服中药。患者因经济能力允许，发病后3年曾每月服食金钱龟煲汤，作辅助食疗。他常对我说，我食金钱龟的钱，足可买一套房子。吃龟对我的病，也有一半功劳吧？我也思量，这金钱龟的解毒散结抑瘤作用，该怎么评价呢？

例5：鼻咽癌淋巴转移

患者潘某，男，病发时52岁，广州企业职工，门诊号广州市中医院00484420。患者于2011年2月24日因左颈上肿物3

个月来诊，无耳鸣，无鼻衄，此期间曾查 EB 病毒（VCA－IgA）阴性。头部 CT：双上颌窦、筛窦、左侧额窦及蝶窦炎症，鼻咽未见异常。外院拟诊为腮腺混合瘤。

接诊时检查见左胸锁骨乳突肌上群可触及鸟卵大肿物，基底较深，不易推移，表面无红肿及触痛。

主方：牡蛎　玄参　浙贝母　屈头鸡　猫爪草　石上柏

　　　夏枯草　风栗壳　木蝴蝶　连翘

并佐以入地老鼠（紫茉莉）煲瘦肉汤作辅助食疗。

药后至 3 月 31 日，左颈肿物明显缩小至直径 1.5cm。但此后，再无缩小。遂于同年 5 月建议患者回肿瘤医院复查，经活检，诊断为鼻咽癌，明确诊断后，即嘱患者回专科放射治疗。

病例回顾：

在临床中，我遇到此类病人不少，即已有淋巴结转移的病例，但经查鼻咽活检，CT 或 MR、EB 病毒未能确诊时，西医并无治疗措施，只能继续观察。此时，患者往往来求助中医，而来诊用药后，颈部肿物即转移的淋巴结的确能缩小，说明中药是可以抑制鼻咽癌淋巴转移的。

例 6：结肠癌肝转移

患者陈某，男，发病时 72 岁，深圳市宝安区沙井镇退休村干部。患者于 2008 年 3 月 9 日由其家属接我上门出诊。此前在当地医院活检为结肠癌，并肝右叶转移癌，患者及家属因 3 年前患者的妻子同患此病手术无效而拒绝西医治疗。

主诉：腹痛，纳差，大便出血，渐瘦乏力。

初诊：见慢性消瘦病容，腹软，稍胀，肝右叶下极肿大平

94

脐，双小腿浮肿，脉细，舌质瘀，苔薄。

首方：鹰不泊　八月札　屈头鸡　海螵蛸　北芪　生苡仁

半枝莲　蛇舌草　浙贝母　川楝子　瓜蒌皮

生甘草　布渣叶

食疗：猫爪草、入地老鼠、葵树子分别煲瘦肉交替作食疗。

3月18日再诊：服上药后下肢肿减，腹胀痛减，大便出血已止。

再予上方，去浙贝母，加山海螺。

3月27日三诊：上症再减，但有低热2天（此前也间有发热）（处方另见肿瘤发热病例方）。

另：患者家属中也有西医大夫，鉴于患者早有肠梗阻症状，建议趁此稍好机会行外科姑息手术，以免日后完全肠梗阻，但患者拒绝。

4月10日四诊：大便不但血止，黏液亦减，热退，但尿色仍深黄，腹胀减。

处方：鹰不泊　石上柏　川楝子　瓜蒌皮　大腹皮　党参

北芪　白术　甘草　云苓　布渣叶　生苡仁

八月札　屈头鸡　绵茵陈

5月22日第七诊：患者腹不痛，大便通畅，无血无潺，无头晕，能行走，但尿色仍深，又开始出现腹胀。

处方：守上方去绵茵陈、生苡仁、石上柏，加寮刁竹、全蝎、半枝莲、蛇舌草

建议住院，支持疗法，或门诊静滴白蛋白，但患者拒绝去医院，于6月中旬在家中安然去世。

病例回顾：

本病例发现时已属晚期，虽有不完全肠梗阻，肝转移，并疑盆骨转移，但服中药后病灶一直无明显疼痛，不需加服西药止痛。至于肠梗阻，医院及家属中的医生已嘱作姑息手术，但服中药后肠道一直畅通。3 年前患者之妻亦患肠癌，先后两次手术无效，死前一月剧烈腹痛，相比之下，家人认为中药对改善症状，保持生活质量，有确切效果。

例 7：原发性胃癌

包某，女，63 岁。安徽省芜湖市三山区人。2009 年底经当地和广州的 3 个医院 3 次胃镜并活检诊为胃癌（腺癌），西医均嘱做胃切除术，病人不肯。后于 2010 年初由在广州工作的儿子带她南下来广州西关国医馆向余求治。当时见其慢性病容，胃脘隐痛，食欲差。初诊时余亦嘱她尽快作手术，手术后再用中药调治，但包氏主意已定，其夫及儿子等孙姓家人亦只好顺其意。于是，连续来诊 4 个月。

主方：海螵蛸　瓦楞子　白及　葵树子　半枝莲　蛇舌草
　　　八月札　浙贝母　川楝子　瓜蒌皮　延胡索

用药后胃痛缓解，食欲增加，精神好转体重增加，遂回家乡。回家后，因当地缺中药品种，按医嘱以半枝莲、蛇舌草或葵树子煮瘦猪肉汤间断食疗，没再另寻医诊治。2012 年 6 月，其夫孙先生来穗，前来向我及徒弟报说包氏胃病一直恢复很好，从无反复，胃部症状消失，体重增加。并说，当地医生和周围群众都很惊奇，说是奇迹。

病例回顾：

本例未经任何西医疗法，来诊 4 个月获好转便停药，虽然未达 5 年存活观察期，但临床症状已消失，从中医角度看，不但达到"带瘤生存"，还获临床症状好转的疗效。

二、未经病理确诊病例

1. 腹腔肿瘤及肺部转移瘤

患者何某，男，发病时 78 岁，广东省某出版社退休干部，广州市中医院某副主任药剂师的家翁。于 2006 年 6 月 20 日因无痛性血尿入住广东省中医院，查 B 超，膀胱左侧壁实性低回声。腹部 CT：膀胱外实影。胸部 CT：胸膜间皮瘤并肺门淋巴结肿大。膀胱镜检查未见异常。不同意剖腹探查。遂于同年 7 月 8 日开始来诊服中药，不用任何西医方法治疗。

方一：海螵蛸　浙贝母　玄参　八月札　枝头花　川楝子
　　　瓜蒌皮　石上柏　屈头鸡　猫爪草　茜根　甘草

方二：生牡蛎　海螵蛸　半枝莲　蛇舌草　浙贝母
　　　屈头鸡　猫爪草　八月札　生苡仁　土茯苓
　　　川楝子　怀山药　甘草

方三：鹰不泊　半枝莲　蛇舌草　水蛭　屈头鸡　猫爪草
　　　八月札　浙贝母　生苡仁　白茅根　蒺藜　女贞子
　　　云苓

用上药后，血尿基本转阴，胸腹无不适。

于 2008 年 4 月 23 日至 30 日因头晕入住市中医院，出院诊断：①脑梗；②膀胱肿瘤；③肺部转移瘤？于 2009 年 2 月 11 日在市中医院拍全胸正侧位片：双侧胸廓下缘、纵隔边缘多个团块影，与2008年4月23日片大致相同，考虑良性病变（多发性胸膜间皮瘤）。

又于2009年9月3日在广州军区机关门诊部胸透：慢性支气管炎。腹部B超：肠道实性占位性病变，101mm×65mm×57mm，考虑肠道间质瘤。

至今，患者健在，已减少服中药，因高血压在服西药降压药。

病例回顾：

本例因年事已高，对本病的诊治不积极，更拒绝创伤性检查，所以，西医无从治疗。求助中医药治疗后病情控制，也无定期复查，至2009年胸透已无肺部转移或肿瘤的诊断。家属则把病历资料交来供总结。

2. 前列腺肿瘤

陈某，男，病发时72岁，广州某研究所退休干部，广东省信鸽协会负责人。患者于2002年6月因小便不畅到医院专科检查，因疑前列腺癌转中山医科大学附属肿瘤医院诊治。当时查血前列腺特异抗体（PSA）阳性（22～26μg/L），B超发现前列腺肿大并部分突入膀胱。肛门指检：前列腺肿大，表面不光滑，专科嘱即行手术切除。患者不同意，遂来诊要求中药治疗。

主方：鹰不泊　葵树子　海螵蛸　半枝莲　蛇舌草

　　　猫爪草　屈头鸡　生苡仁　瓜蒌皮　川楝子

随症加减：大蓟　八月札　水蛭　蜂房　白茅根　石上柏

　　　龙衣　全蝎　乌药　甘草

患者至今健在，仍不定期回中山医科大学附属肿瘤医院复查，近2次复查时专科医生没再要求他手术或穿刺检查。

病例回顾：

从西医角度看，本例病症当时高度怀疑恶性，但经中药治疗后，PSA 已有所下降，前列腺的增大也受到控制。他因害怕手术，所以后来按西医要求，也间断地服用过非那雄胺片，但还是以中药为主。至今，每月来诊两次，从未间断。当今，当患者有中西医药可以选择时，确实有部分未确诊的肿瘤患者是选择中医的，我在接诊时，定会要求病者定期复查，一可验证疗效，二可免致失去早期及时的治疗时机。

3. 膀胱癌

患者李某，男，病发时72岁，已退休。患者于2003年6月发现无痛性血尿，1个月后到广东省中医院二沙分院泌尿外科门诊，经 B 超及 CT 检查，诊断为膀胱占位性病变（癌变），建议手术后化疗。鉴于患者有中风后遗症（左偏瘫）及糖尿病、冠心病，患者的妻子及子女商量，决定不把病情告知患者，求助中医药治疗，邀余每周1～2次上门诊治。

主方：石上柏　海螵蛸　鹰不泊　白茅根　蜂房　龙衣

　　　大蓟　葵树子　生苡仁

随症加减：灯心花　猪苓　泽泻　车前子　仙鹤草

　　　　　寮刁竹　土鳖　水蛭　山海螺　半枝莲

　　　　　蛇舌草

患者药后血尿明显减少，亦无进行性消瘦或转移征象。我每次出诊，他还以为是诊治中风后遗症。至2005年8月24日，因肺部感染在医院去世。事后，家属感谢中医药治疗使患者就像没有癌瘤那样，安然度过晚年。

病例回顾：

前人治癌瘤，没有什么影像诊断、病理诊断，改善了症状，保住了生命就是有效。正如广州中医药大学肿瘤首席教授周岱瀚提出的，中医治癌的带瘤生存应得到认可。当然，能病理诊断更好。在日常门诊，接触此类病人不少，有的是高龄多病，有的是经济开支问题，还有的是讳疾忌医。但我总是守住一个原则，不鼓励病人拒绝西医的诊治。

三、肿瘤发热医案三则

1. 胃癌术前持续低热

患者张某，女，43岁，因胃癌（活检确诊）并左锁骨上淋巴结转移，经4次化疗后持续低热20多天不退，经住院西药治疗仍不退，请求中医治疗帮助退热，以便待热退后尽快切除原发的胃癌病灶。经西关国医馆麦馆长推荐于2010年8月30日邀余到广州市红十字会医院高干病房出诊。

诊见慢性病容，语音低微。主诉烦热，倦怠，上腹不适，胃口欠佳，大便不通畅。舌质红，苔白略厚，脉弦细。

处方：鳖甲　小环钗　银柴胡　谷芽　蝉蜕　倒扣草

　　　秦艽　屈头鸡　云苓　布渣叶

上方服3剂，热减，再服3剂，热全退。

体会： 此例胃癌，并已锁骨上淋巴结转移，本属热毒内炽，但4次化疗后，又属大夺，再加上西医对20天的发热已行消炎解热等手段，使其内尚有热而表已虚。特取秦艽鳖甲汤之意，直用养胃阴与透阴热之品，幸得效。

2. 肠癌肺转移咳嗽高热不退

患者陈某，女，76岁，住广州市西华路，因患结肠癌肺转移合并感染入住广州医学院第三附属医院肿瘤科，但入院12天，仍有发热，体温高达39℃，遂于2011年8月9日由其女儿何女士邀余入病房出诊。

诊见面色暗红，呼吸急促，伴有咳嗽，舌质红，苔黄厚，脉紧。

处方：半枝莲　蛇舌草　鱼腥草　桑白皮　银柴胡　白薇
　　　秦艽　蝉蜕　桔梗　丝瓜络　苇茎　甘草　青蒿

8月12日复诊：服上药3剂后热退，下午尚有短暂发热。守上方去秦艽、青蒿，加生苡仁、枇杷叶。

至8月15日家属来谢，发热已全退。

体会：本例年高病久，又两处癌症耗噬，令人感畏邪势太盛。但细问之下，本次发热亦有外感诱因。于是，仍按风热犯肺之证用药，而暂且不理肠和肺的肿瘤，须知，半枝莲和蛇舌草亦有入肺解毒之功。

3. 肠癌肝转移低热

患者陈某，男，72岁，结肠癌肿和肝转移癌，从无作过西医的手术、介入或化疗，余于2008年3月9日出诊时，其大便仍有出血和黏液，消瘦，浮肿，间歇低热。当3月27日第三次出诊时，已有低热出现，并间有寒战。

处方：云苓　白术　神曲　谷芽　蝉蜕　银柴胡　白薇

丝瓜络　连翘　桑叶　牛大力

注：此方于上午服，傍晚仍服原来开出的治本病的处方，本方 1 剂后热减退，第二天再服，热全退。

体会：此例发热，如按西医之说，属癌症发热。前人没有癌热之分类，可理解为瘤体热毒慢性发作而产生之热，但本例有寒战现象，提示其久病表虚，夹有外邪入侵，故用健脾透热的轻清之品，当时只求热能渐退，而防出现大汗亡阳或过分伤阴之象。

养生杂谈

耗则补之新说

若问"耗则补之"出自何处，答曰：中国传统医学。有人会说，中医谈"耗"不多。是的，但中医对"夺"字却另有一番意思。在《素问·经脉别论》中有"惊而夺精"句，意即受惊而使精气受损耗。在许多中医经典论著中，更有不少"夺血"、"夺气"、"夺汗"之说，可见这"夺"字，即为损耗之意。但"夺"字在现代汉语中毕竟另有释义，所以，我直用"耗"字。

在中医学说中，有"虚则补之"之说。虚为不足，应该补充。虚有气虚、血虚、阴虚、阳虚之分，因之补法也就有补气、补血、补阴、补阳之别。然而，"虚则补之"只是指导医生辨证施治的法则，是在病已形成时的应对。病"虚"之源，不可忽略"夺"，如在损耗之初，及时补充，岂不防了病虚。况且，中医早有"圣人不治已病治未病"之说，所谓"治未病"者，则既有预防的真谛，又有"病向浅中医"之意。所以，"耗则补之"之说，完全符合中医理法，并且早已有之，不属我的发明。不过，在贫穷落后、难顾温饱之年代，耗则补之实在难以实现。就耗汗而言，战火纷飞时能及时饮水，不至"话梅止渴"已不简单了。现在就不同了，营养饮品、运动饮料不说一应俱全，也多得可任君选择。不过，一方面要知道耗了什么，另一方面又要知道可选择的饮料的各自的成分。

当然，"耗则补之"应因耗而异，因缺而异，因人而异。曾有一个说法，称肝癌是穷人的病，大肠癌是富人的病。就因为穷人的饮食缺乏良好的卫生条件，肝病就多发了；而富人的饮食只顾大鱼大肉因而缺乏纤维素，所以肠癌就诱发了。

中医的理论是很丰富的，既有深奥的一部分，也有浅显易懂的部分，我们不妨从浅及深，学点用得着的东西。

（原载《信息时报》）

坚忍与健康

女儿为了专心读书，买了一张写着"坚忍"的条幅，挂在她的房中。两年了，我一直没把这"坚忍"两字与医疗保健作任何联想。

最近，一位患过敏性化脓性中耳炎的患者来诊，说他忍不住吃了鸡蛋，致干了水的患耳又流起脓来。无独有偶，同日，又有一位红肿着脸的小姐来诊，说她面部长了疖肿。虽有医生告诫这是危险三角区，但她还是忍不住用手去挤压，结果可想而知。

看完这两个病例，使我突然把保健与坚忍这两个字联想起来。毋庸置疑，有不少疾病是由于患者不能自我忍耐与克制，违背医嘱，导致病情复发或加重的。例如，有的脉管炎患者，明知吸烟会使小动脉痉挛缺血而加重病情，但病情稍好又"心思思"再吸了。再看看，有的香港脚患者，在奇痒难忍之时，以其肮脏的指甲狠狠地瘙痒，结果抓破了皮肤造成感染；有的胆囊炎患者，在品种丰富的自助餐中，放开闸门进食腻滞之品，终使慢性胆囊炎急性发作；有的肝炎患者，明知酒精会损害肝脏，但依然每餐不离酒杯；有的糖尿病患者，平时能计算着进食，可每到中秋节，生怕月饼过期变质，天天照吃不误；有的对虾蟹等食物过敏，每逢盛宴之后，又长着一团荨麻疹来找医生了……最典型者莫过于经脱瘾治疗后又复吸的"瘾君子"了，他们多是戒毒后由于心理康复这环节未过好，以致心瘾难忍，又复吸起来。

　　近日，我接触过一位几十年如一日坚持冬泳的健康老人，也和我谈起健身与坚忍的意义。是的，若没有持之以恒、坚持锻炼的决心，在那寒冬的五更天，能舍得离开暖和的被窝吗？

　　看来，为了治病，为了健康，为了长寿，我们也应学学"坚忍"二字。

医门杂著

（原载《信息时报》）

食疗保健防暑热

中医的五行学说——木火土金水，如果以一年的季候来认识，那就是春、夏、长夏、秋、冬。为什么中医理论把夏天分两段呢，因为夏天前后两部分温度各不相同。中医有言："先夏至为病温，后夏至为病暑。"也就是说，夏至之后，就是暑热。

其实，从广东的气候来说，吃完"五月粽"，寒衣就可以收藏了。从养生保健来说，就是要预防暑热了。

中医的防暑热和西医的预防中暑，医理是相同的。中西医除了共同注重外界的降温，如遮挡阳光，加强通风，以空调、风扇、冰雪等物理降温外，都注重对人体的体液补充。

对于在暑天，因劳动或活动导致大量出汗，出现早期中暑症状的人，西医会给予滴注葡萄糖氯化钠注射液，或口服葡萄糖盐水。中医也有由西洋参、石斛、麦冬、竹叶、荷梗、知母、西瓜翠衣、粳米、黄连、甘草组成的"清暑益气汤"等类似汤剂。

在南粤民间，千百年来就用煲冬瓜水、绿豆水、荷叶汤等食疗以防暑热，补体液，流传沿用至今。

我认为，目前民间习惯使用的防暑食疗方还不够科学，因为，不管是冬瓜水还是绿豆汤，都只注重补充盐分，而要补充体液和恢复体力，还应适当加一点糖分，这样就可达到葡萄糖盐水的效果了。这样做并不难，只要在消暑的食疗饮料中多放几个蜜枣或放少许糖就行了。当然，要掌握得当，这样，咸的汤依然咸，但更厚味可口。

此外，中医还有"长夏多湿"的说法。怎样消"暑湿"呢，中医有"利水渗湿"的治法。在民间，也有吃"祛湿粥"、"祛湿汤"的食疗办法。

医门杂著

110

说说中药补冬

进入冬季以后，气温会逐渐减低，人们会减少户外运动。因为没有春天的发散，夏天的湿热，秋天的干燥，营养容易吸收，是进补的最好时机。另外，补冬要因人而异，因为食有谷肉果菜之分，人有男女老幼之别，体有虚实寒热之辨，本着人体生长规律，中医养生原则，少年重养，中年重调，老年重保，耄耋重延。故"冬令进补"应根据实际情况有针对性地选择清补、温补、小补、大补，万不可盲目"进补"。

冬季可有的放矢地食用一些滋阴潜阳，热量较高的膳食为宜，少食生冷，但也不宜燥热，同时要兼吃牛羊肉、乌鸡、鲫鱼，兼饮豆浆、牛奶，兼吃萝卜、青菜、豆腐、木耳等。

在冬季的养生，主要在养血、养精、养颜、养发、补气、补肾等方面着手进行。

尤其是在补肾上面，中医认为，一年四季春生、夏长、秋收、冬藏，冬对应肾水，所以"冬补"至关重要。

附方：

养血：可用枸杞、大枣煲鸡蛋，或是用怀山药、桂圆肉炖水鸭来食用。

养颜：用怀山药、枸杞炖乳鸽来食用。

养发：用首乌煲鸡蛋来食用。

养精：用沙参、虫草花炖龟肉；或是牛尾炖巴戟天来食用。

养气：可以吃一些中成药如补中益气丸，或饮参汤。

补肾：可以吃一些中成药，如六味地黄丸。或是用巴戟天20g 和洗干净的鸡肠 2 付用水煲，煲好后加少许盐，大人小孩均可食用。

（本文原载《南方都市报》，著者为受访专家）

医门杂著

四季护肺荐食疗

一年四季，有春温夏热秋爽冬寒之分，也有春生夏长秋收冬藏之别。在中医的五行学说里，肺是属金秋的，然而，不论何季，肺经肺脏如不加以补养呵护，都会受到侵害损伤。于春天，气温回升，风温时疫易发，流感、麻疹、肺炎甚至"非典"、禽流感等疫症，都会犯肺；于夏天，由暖转热，心肝胆胃之火和暑热，都会刑克肺金；于秋天，乃肺脏之本命季，燥邪最易伤肺；于冬天，气温冷冻，稍失保暖，寒邪又易侵肺。为抵御四时之"犯肺"、"克肺"、"伤肺"、"侵肺"，未病之时应加以预防，尤其是平素肺气虚损及肺邪未清者，如慢性支气管炎、肺气肿、支气管扩张、支气管哮喘、肺结核等患者，当应注意食疗护肺。于是，特分四季介绍一些家庭实用易制之护肺食疗方如下。

春季：

沙葛马蹄蚝豉瘦猪肉汤

雪梨兔肉汤

无花果猪肉汤

丝瓜鱼片汤

113

芥菜鱼头汤

凉瓜煮排骨

芦笋炒鱼片

百合莲子马蹄鸡蛋糖水

糯米麦粥

海带香草绿豆沙

夏季：

冬瓜苡米水鸭汤

白茅根雪梨猪肉汤

椰子橄榄鸡壳汤

紫菜肉丝汤

莲子鲜菇肉丝瑶柱冬瓜盅

生磨莲藕蒸鱼饼

鲜百合马蹄炒木耳

水瓜煮鱼腐

茅根竹蔗马蹄水

绿豆百合糖水

马蹄百合苡米糖水

秋季：

剑花蜜枣猪肉汤

西洋菜生鱼汤

罗汉果猪肺汤

南杏苡米猪肺汤

雪梨南杏猪肉汤

鲜百合炒鱼崧

木耳马蹄炒鲜怀山

冰糖炖鸡蛋

百合马蹄雪耳糖水

莲子圆肉百合糖水

冬季：

鲜海底椰蜜枣瘦肉汤

五指毛桃猪脊骨汤

猫爪草蜜枣瘦肉汤

西洋菜蜜枣鸭肾汤

冬虫草（或虫草花）炖水鸭

柚皮煮鱼肝

沙葛黑木耳炒肉片

雪耳无花果糖水

川贝炖雪梨

红枣冰糖炖木瓜

（原载《羊城晚报》）

美容勿忘治本

在现代社会，美容始终是人们的一个热门话题。当今，医学美容的领域越来越广，什么增白、防皱、祛斑剂，什么按摩、蒸汽、面膜法，还有什么冷冻、激光、超声波等等现代医疗技术。但最大的美容法，依然是整容手术。

为什么要整容？这既有先天的缺陷，也有后天的病损，更多的是改变自然老化的形象。令许多人为美容烦恼的，看来大多是后天的病损。

如何防止容貌后天病损，这是大有探讨之必要的。盖因人在生长发育的过程中，面容五官常发生病变或损伤，而处在这个时期的未成年人，往往没有美容的意识，若为人父母也疏忽的话，到子女长大成人后就往往不可药治，只能求助于手术整容了。因此，美容也有一个预防的问题。

怎样为美容打下良好基础呢？下面，给为人父母者作几点预防保护儿女容貌的参谋意见：

1. 许多影响美容的后天因素多在眼睛，如屈光不正。若双眼视力相差 300 度以上，很易引起斜视（俗称斗鸡眼）；患角膜炎或角膜外伤，若治疗不及时或治疗不妥，可致角膜白斑，即黑眼珠上有白点；长期患沙眼，可引起睫毛倒长入眼内，甚至眼睑内翻；患泪囊炎若治疗不当或不彻底，会引起慢性化脓性病变，令双眼内眦常有脓性分泌物溢出；若患眼缘炎，那就不是妩媚的黑眼线，而是脱屑的花白的睑缘。

2. 鼻在颜面的最高处，不可轻视。令人讨厌的酒渣鼻，既有先天因素，也有后天原因，常与消化功能失调、毛囊感染和物理刺激有关；鼻息肉若不及时摘除，会引起鼻骨膨隆，出现蛙鼻样改变。

3. 美离不开笑，但有些人却不便笑口常开，也许她的牙齿排列明显不整，也许是四环素牙。要防四环素牙，现在容易一些，因为有许多抗生素可选择，但关键仍是提高体质，减少发病。须注意的是，牙齿的排列或咬合不整的问题，当儿童期换出恒牙就可以发现。所以，只要在少年时期去口腔专科矫治就可以了。

4. 耳朵也会有影响美容的疾病。有的人患了先天性耳前瘘管，平时就应注意面部的清洁卫生，若瘘管反复感染，就要及时手术切除，以免渗出溢脓，日后遗留更大的疤痕。

5. 儿童的皮层较薄，一旦损伤破裂，很易涉及真皮层及肌层。如医生认为要缝合伤口，勿怕儿女一时疼痛而反对，以免留下永久疤痕。此外，伤口更要防感染溃烂，否则疤痕更难看。

医学上对许多疾病的防治在理论上都有一个三级预防的问题，尤其应注重一级（初级）预防。如果在发育成熟前做好上述的预防，也可以说是做到了医学美容的一级预防。

（原载《美廊》杂志）

青春永驻的同学会

上次在《健康参谋》专栏谈到人的心理年龄问题。老友 G君看后告诉我,他年近50 的太太的心理年龄最近骤然降减了30年! 原先出现的头昏头痛、烦躁易怒、心神不安、饮食乏味等被医生称之为更年期综合征的病状,一下子烟消云散。

原来,他当化验师的太太多年来上班埋头事业,下班注心家庭,甚少旁通外界。上月,她被高中同学硬拉去参加校庆,回到几十年前的学校,见到几十年前的老师和同学,她高兴、激动、兴奋。后来,她又出席了几次有老师参加的同学会,与同学一起嬉哈,在老师面前再度顽皮。烧烤,虽不及昔日野餐有趣,但也能勾起对往事的回忆,找回学生时代的影子;而卡拉OK,亦似有当年"丢手帕"、"找朋友"那天真烂漫的童声韵味。他们约定,大家都不带子女参加,同学之间都称呼当年的绰号,还试着找回"同桌的你",再度并排而坐,还请老师上堂点名……

G君问我,这样的活动是否可使人的心理年龄减小? 我说,类似这样的校庆日、同学会,实际上也是一个集体心理治疗的场合。可不,再度走回青春年少时代的环境与心态,这对于平素参加集体活动少，尤其是步入中年、进入更年期或离岗退休等心理上需适当调适的人，实在很有益处。

读者诸君，你以为然否？

（原载《信息时报》）

中年妇女养颜食敷套餐

人的容颜首先能显示健康，然后才是美。谁不想乌发红颜，容光焕发呢，尤其是女性，而最易受损的，又偏偏是中年妇女。因工作紧张，睡眠不足，月经不调而至双眼无神，脸色灰暗，甚至出现黄褐斑者，在都市女士中实不少见，经医学检查无器质性病变者，以下方法不妨一试。

1. 茶：益母草 10g，红枣 2 个，鸡蛋 1 枚（连壳煮），3 碗水煮至 1 碗，加红糖适量。

2. 炖汤：田七 10g，太子参 10g，怀山药 15g，乌鸡 100g，水 2 碗。食时放适量盐（佐餐）。

3. 面部敷洗剂：鸡血藤 50g，川红花 5g，4 碗水煎至 2 碗。洗脸及敷脸。

方解：益母草有活血调经、祛瘀消肿之功，现代药理还证实能降血脂，预防冠心病。大枣有补气健脾、养血安神之功，现代药理还证实有护肝抑癌、抗变态反应等作用。田七有活血化瘀、补虚强体之功，现代药理研究还证实有增强心脑血管流量、抗血小板凝集和溶栓等作用。太子参有补气健脾作用，现代药理研究还证实有抗疲劳、延缓衰老等作用。怀山药有补脾

120

肺肾气之功，现代药理研究还证实有抗氧化、延缓衰老等作用。鸡血藤和红花均有活血化瘀通络作用。

（注：外感或内热未清者勿服茶汤，皮肤过敏者勿敷洗）

（原载《羊城晚报》）

养生学点中医术语

在门诊工作中，有好几次遇到这样的病人：他们都诉说自己肾亏，一定要我为他查肾功能，细问之下，才知是阳痿早泄之故（这其实是属性功能的问题）。还有这样的例子：一位患面部痤疮的女青年，经中医辨证后认为是病属肺热，她即要求胸部透视、拍片；经检查肺部无病变后，她还要我给开点肺部消炎药……这类"笑话"，何止发生在一般人身上，就连学医的人也难免出现。我当年学医，曾听到这样的"挣拗"：学西医的说，你们中医说"脾为后天之本"，但西医可以把脾脏整个都切除；学中医的驳得好，你能把"足太阴脾经"都切掉吗？

为何会出现上述种种把中西医概念混淆的情况？这主要是人们对中医的理论不知晓。须知，中医的阴阳五行、脏象学说、经络腧穴、病因病机、四诊八纲等理论，虽有一些玄妙之处，无法让科学实验来论证解释，但能指导中医辨证施治，处方用药。比如，把痤疮判为肺热所致，用清肺热的中药就能奏效；把阳痿早泄判为肾亏，用补肾固精的中药也能奏效；把高血压判为肝阳上亢，用平肝息风的中药就能奏效。凡此种种，不但说明中医理论与实践密不可分，还说明中医理论目前还不能由西医理论所代替。

有了中医辨证的基础知识，我们起码不会把"肺热"当作"肺炎"，"肝热"当作"肝炎"，"肾亏"当作"肾衰"（肾功能衰竭），"脾气大"当作"脾大"，"心气痛"（胃病）当作"心绞痛"了。

（原载《信息时报》）

从蔡澜的冬虫夏草说起

香港美食家蔡澜，虽承认对中药了解不深，但对价格最昂贵的冬虫夏草，虽然不为其味，也动了食欲。当他仿照友人的食法，把先前买下的虫草送去药店磨粉时，惊讶地发现，他收藏的虫草也被不良药贩插入了竹枝。这位精明的美食家这回受骗了。

冬虫夏草的虫体被掺假加上杂物增加重量的不良做法，我早有听闻。上述插竹枝已是老一套做法了，还有的插铁丝，有的外敷浆粉，有的被煮熬了汁水。总之，那些不良药贩，为牟利而在那些昂贵的中药里掺假想尽百计千方。

冬虫夏草在《增订本草备要》就有介绍，《本草从新》说其能"补肺益肾"，《药性考》说其能"秘精益气，专补命门"。现代药理研究认为，本药有调节免疫功能，并有抗心律失常和抗心肌缺血，降胆固醇和抑制血栓形成等功能。确实是一种好药。因而，近年又引发了人工培养（不是培植）的科研，并已取得成功，培养出的菌丝体（虫草花）其化学成分和药理作用与天然虫草类似，而价格则比天然虫草便宜得多。

其实，具有调节免疫功能的中药并非仅此一味，黄芪、薏

124

苡仁、女贞子、太子参、西洋参、杞子、首乌、黄精等也有免疫调节功能。还有，许多处方组合也能增强或调节免疫力，只要组合得当，其效果比单味中药还好。日本中医行家近年把经方"八珍汤"视为肿瘤化疗或术后提高免疫力和恢复体力的良方就是一例。此外，还有不少是用中药制成的调节或提高免疫力的中成药，已广泛应用于临床，许多西医也乐于使用了。

　　总之，冬虫夏草并不是非买不可，非食不可的。

养狗的评说

有人说，对于养狗的正反态度取向，就可以知其身份职业、学养品味。对此，我很认同。

自然，对于养尊处优的休闲人士，爱心柔怀的宠物玩家，又如荒郊野岭的农牧人家，以及破案、警卫的安保人员，他们都有养狗的喜好或需要。

但反对养狗的也大有人在，比如环保绿化人员、防疫卫生人员、公安城管人员、幼教育婴人员，以及那广大的为谋生而劳碌奔波者，都不兴养狗的。

医生这一职业，自古也不兴养狗。试想，在药店坐堂或家开医馆，都不会门高狗大，拒人于门外。也不会牵着走狗，去上门出诊的。

话又说回来，撇开雅与俗的情趣，劳力与养尊的区别，从维护健康的角度看养狗，尤应慎思。狗的皮毛会致人过敏，弓形体会致胎儿畸形，被狗咬会致狂犬病的传染，而狂犬病的潜伏期，可长达 20 年之久，如果担心咬伤后当时处理不好，又如果再担心当时的疫苗是否过期变质，甚至被无良药商冒假，那就更加"想起就惊"。所以，当你被狗的驯服乖巧、善解人意或精灵勇猛而打动，准备招狗回家的时候，请接受我泼的这盆冷水。特别是那些体虚气弱、不寐心悸、咳喘痰多、鼻鼽隐疹的患者，又或准备生育的家庭，都是不养狗为妙。

附：鼻鼽为过敏性鼻炎，隐疹为过敏性荨麻疹。

理顺大便

做人做事，很多时候都要理顺关系。其实，自己的大便也要理顺，如果不调理，不顺畅，也带来烦恼。

大便秘结不畅，叫便秘，是一种病。正常的大便每天1至2次，如果没能达到，就不正常。既然便秘也是病，那么，应该到医院看什么科呢？首选肛肠科，也可到中医的脾胃科、杂病科，西医的消化科、普内科。若便秘兼有腹痛，还应看普外科。

短期或立即要解决便秘，有不少简单易行的办法，如吃粗纤维的蔬菜；吃润肠水果如香蕉、番薯、火龙果、芝麻、木瓜等；自我腹部按摩（右上→横过左→左下→横过右）；也可试用肥皂捏成条状按摩肛门；或借助含甘油的开塞露（成人每次要用2支）；也可试饮用20g中药番泻叶泡的茶。而我的土办法是吃一条香蕉，再喝一大杯冷水，准行，但脾虚者慎用。

习惯性或经常便秘者，就要找原因了。偏食、进食少、喝水少、活动少是常因，也有的是生活不规律，起初"有令不行"，渐渐的，有便时神经也不通传了。原因找到后，就要正视，就要纠正。有的人长期靠药物或保健品通便，这只是一种无奈的办法。

请记住，大便通畅了，气血才会通畅。

营养学家的忠告

如果你是上了年纪的人，就一定记得上世纪 60 年代初的那一阵营养不良的恐慌。那是经济困难时期，维持人营养的食物几乎都要凭证限量购买，人们的营养状况就可想而知了。我当时是小学生，老师定期检查按压我们的下肢胫前，看看有没有凹陷性水肿，因为当时实在太多营养不良性水肿了。面对这紧急状态，营养学家们曾想出许多应急办法来，如指导人们充分应用豆类谷物和牛奶的营养，还推出婴儿代乳粉、猪肝素等营养替代品。我们也在老师的指导下养小球藻、蒸禾杆糕、做叶绿素汤来提高营养。那时，我们都很听信营养专家的指教。

如今，我们经济发展了，生活改善了，饭食丰盛了。可是，没有想到，又有新的问题出现，营养学家们又着急了。在第十届国际妇幼营养专题研讨会上，营养学家们发出忠告：目前中国人的健康同时承受着营养不良和营养过剩的"双重负担"。经调研发现，在过去 10 年，我国人群中碳水化合物和蛋白质的摄入大可以满足需要，但维生素中视黄醇和核黄素摄入偏低，矿物质中钙缺乏最严重，豆类蛋白质摄入比例减少了一半。营养不良和营养过剩在儿童中最为明显。

　　本来，我国小儿出生后 6 个月内生长发育并不比国际标准差，但此后，无论是身高、体重都与国际标准明显拉差；而另一方面，我国儿童单纯性肥胖又明显增多，个别大城市儿童肥胖已接近发达国家水平。营养专家们还就少年儿童高血压的问题发出警告，指出可能与饮食含咖啡因饮料过多有关。

　　应该指出，上述调查结果并非什么惊人发现，近 10 年来，我国营养学家经过多项调查及吸取外国的经验教训，曾多次为我国的不同年龄层次、不同生活环境的人们的营养问题作出预言或忠告。但遗憾的是，当人们的营养需求可以满足的时候，很多人的营养意识反而薄弱了，对营养学家的话也没那么上心了。看来营养学家为人们敲的警钟还须长鸣！

（原载《信息时报》）

又到高考拼搏时

每年一次的高考在即，考生及家长将面临着关键的紧张冲刺时刻。我这里说的话，估计考生是没时间看了，那就向家长说几句吧。

考生在面临高考时，一般都会产生一定程度的心理压力，这是正常的。但有部分考生会出现心理压力过重及焦虑过度的现象，若你的孩子属于这类情况时，可通过谈心、说笑、暗示和引导等方法，让孩子把不安情绪宣泄出来；若效果不佳或情况较严重，则应请教心理医生。同时，作为家长，自己首先应对子女高考的成败有一个正确的认识，并让考生也逐渐接受，以尽量减轻孩子们的心理压力。

在家复习的环境是很重要的，家长要为考生营造一个安静的环境。在孩子复习期间，不宜在家中请客应酬，不搞装修，少看电视，家长成员应和谐相处，不制造人为噪声。

考生在复习期间，普遍睡眠不足，这就要求家长督促其按时睡觉。因为充沛的精力来自足够的休息。当然，还应注意饮食保健。除正常饮食外，适当补充营养是必要的，但补品宜清淡，如鱼肉、鸡蛋、牛奶等食物。这些食物能维持人体必要的

132

能量，蛋黄还能提高智力。睡前冲饮奶粉也能安神。至于一些平时少吃的补品，如甲鱼（水鱼）、鸟类及一些中药补品等，最好能在平时先试食一下，一则了解有无疗效，二则可免在临考前服食万一引起不适或过敏，反而误了考生。

在临考前，有的考生因作息时间紊乱或精神过于紧张而致失眠。所以，应及时调节改善，个别失眠严重者，可在医生指导下服用镇定药物，但不应在临考前夜服用，以免第二天睡眼惺忪，误了考试。

（原载《信息时报》）

癌的诊断

——隐瞒与告知

据本报载,有两例癌症病人因医生无意泄露诊断后,精神崩溃,选择了轻生,于是,成了城市议题。

有人认为,专科医生不单要做好本科医疗,也应掌握医学心理;有医生认为,应循序渐进地让癌症患者知道自己的病情;有律师认为,"保护性医疗"并非医院的强制性义务。这些见解都很有道理。

对于已确诊的癌症病例,是否应将诊断告知本人,乃医学界多年争议的话题。从"保护性医疗"考虑,是应慎之又慎的,但从患者的角度,他们有权获知并参与选择治疗方案。美国一卫生组织早年就此问题调查了一些医师的取向,结果,主张把诊断告知病人的占 72%,但进一步调查,真正把癌的诊断直接由医生告知病人的只有 16.9%。

其实,癌的诊断是否告知病人,是不能一概而论的。对于做到三早(早期发现、早期诊断、早期治疗)的病例,对于尚能作根治性手术,或应用目前的技术,5 年存活率较高的病种,如鼻咽癌、乳腺癌、子宫颈癌、前列腺癌、皮肤癌、周围型肺癌等,是应该及早向病人告知诊断的。反之,对于已无积极有效的治疗方法，预后较差的病例，则宜慎重考虑。在考虑这个问题时，直系亲属的意见是很重要的，因为他们最了解病者的心理承受能力和当时的精神状态。能准确地衡量自己的亲人一旦获知癌的诊断后的利与弊。

如果决定了把诊断告知病人，还要注意如何告知。比如由谁来说，应由令病者信任的医生或生活中可负责及信赖的亲人，也可以两者都在场；又如讲的实施，可选择在根治手术前，或肿瘤切除后，此外，有一个使病者安心治疗的医疗条件也是不可忽视的，当原来的医疗方案落空或相应专科拒绝收治时，才无奈告知患者，其后果是可想而知的。我们通常的做法是与亲属一起向病者告知，但先说轻一点，让医患及亲属一起向癌魔宣战，这样往往能有积极的效果。

倘若患者家属决定要隐瞒病情，其工作是相当复杂的。首先要征得医护人员的配合，假设的诊断要统一口径，所有可能暴露的医疗资料要"加密"；其次，同房病友及到访亲友要逐一"打招呼"；再者，药品包装及说明书要预先撤下；还有，连医保的特种病补贴待遇也要隐瞒……

最后还要指出，不管是病者家属或医护人员，对于未知诊断的癌症病人，应逐步提高其与癌症作斗争的意志和"既来之，则安之"的乐观态度，使病人一旦意外获悉病情后，不致出现对治疗不利的甚至无法挽回的精神崩溃。

（原载《羊城晚报》）

广州人的防病意识

广州人的防病意识，近百年来一直独具特色。长夏暑热，饮五花茶、食祛湿粥，以消暑利水；秋燥天，煲服"清补凉"、葛菜汤之类，以润燥清热；冬春季节，用红萝卜、竹蔗、马蹄（荸荠）煎水饮，以防治小儿麻痘疹热。而以各家验方、各具功效的凉茶店，清润可口、品种多多的糖水店，肉香汤热、按时令进补的炖品店，则长年旺市，数量之多，早已成为广州风貌一大特色。

然而，广州人主动的防病意识，过去就只注重在饮食上。是改革开放，使衣食足、思长寿的广州人，把防病意识提高到一个新的台阶。

早上，越来越多的人加入"晨运"的行列，从慢跑、登高、早操、练气功、太极拳到新潮的器械运动，为了健身，人们各施各法。

花城人越来越懂得绿色植物对人体的保健作用，除了城建绿化、集团单位绿化外，家居绿化亦已成风，阳台的花卉盆景、厅堂的阴生植物，令居室悦目怡神、空气清新，致使广州近年来对宿舍的设计，阳台已是不可或缺的一部分。

医门杂著

　　"食在广州"的自豪感，这些年虽然使舍得食的广州人把筷子伸向海、山、空，但是，在复古的菜谱和创新的花式中，旧日喝蛇血、食鱼生等不卫生的食法在广州已兴不起来。

　　为了防病，广州人近年来开始舍得花钱买保健用品了。不但像保健书包、保健台灯、保健枕等低中档的商品渐受欢迎，连几百元一台的家用消毒碗柜，也悄然兴起了。

　　1987 年，全国第一个保健咨询电话在广州应运而生，"8886957"每天都为市民当医学顾问。从优生优育到老年防病，从四季时疾到寻医问药，从养生保健到增高减肥，"电话医生"每天都热情接待着越来越多好学好问的广州人。

　　广州人还渐渐学会用法规保护自己的健康，对环境污染、食品卫生、除害灭病等问题，通过舆论工具，向人大、政协，或市长电话，反映、申诉、呼吁，以维护自己应有的健康权益。

　　当然，广州人防病意识，至今尚有死角，也有忽略。但是，当我们看到卫生科普读物越来越畅销，医学咨询电话的铃声越来越频，当广州的健康教育计划逐渐落实的时候，我们广州人的寿命会越来越高。

（摘自《医学与生活》杂志）

一锅同煮几国菜

最近，我见识了两个好去处——珠海无土栽培植物基地和广州蔬菜研究所。

在珠海观赏无土栽培，既可见识新科研成果，又可当即从浸根于水槽中的瓜藤上自由采摘，哪个大，哪个熟就吃那个。当我们美美地品尝哈密瓜和金瓜时，那种趣味格外新奇。之后，我们还买了一些青瓜、芦笋，回家安然煮吃这些绝对没有农药污染的"放心菜"。

在广州蔬菜研究所，更是大开眼界，大饱口福。你看，那些从未见过的新西兰菠菜、泰国通菜、扎伊尔辣椒叶，还有什么紫贝菜、抱子甘蓝、珍珠西红柿、直立生菜、春菊、细菊……一阵眼花缭乱之后，还任你用火锅细细品尝。一顿饭就吃了近 10 个国家的蔬菜，简直比皇帝御膳的档次还要高。

日前我又看了一篇报道，说是科研发现有 100 多种鲜花可吃。这些一向被认为眼看手勿动的艳丽花朵，原来还富含蛋白质、脂肪、淀粉、糖类、氨基酸、维生素和铁、锌、镁、钾等无机元素及高效能活性物质，对人体颇有好处。

改革开放以来，粤菜的食谱不知开拓了多少个层次，从鸡鹅鸭起到虾蟹、鲍参翅肚、龙虾、甲鱼、龟蛇、山珍走兽、天上飞的鸟、地上爬的蚂蚁、蝎子，还有火鸡鸵鸟等等，真是越吃越高级，但却不是越吃越营养。

反观，我们对蔬菜植物的开发却相对逊色多了。我斗胆向那些带领饮食潮流的美食家和菜谱设计师们发出呼吁：你们不妨让人们的筷子伸向新引进的蔬菜瓜果和新发现的鲜美花朵。或许，潮流兴起之后，人们会意外发现吃这些东西还能减肥美容的哩。

（原载《信息时报》）

要命的心理问题

　　我最近才知道，我国第一个防治自杀组织——广州市"培爱"防治自杀中心的组织者和负责人陈某主任，于两个月前已悬梁自杀身亡。

　　多可惜呀！他是一位上世纪 60 年代的大学毕业生，他有追求，有志气，有倾心着迷的"防自杀"事业，但谁又会想到，他到头来却又用自杀来结束自己如日中天的生命。

　　太不可思议了！有人叹息，有人茫然，有人不解：难道自杀会传染吗？是死神向他报复？此类防止自杀的机构还有存在的必要？……这可是一个很具有专业性的问题，不是一般医生所能解释得清楚。我沉思良久，还是拨通了广东省精神卫生研究所心理研究室刘珍妮主任家的电话。

　　刘主任早就知道这件事了，现再提起，她的语气仍然凝重。她说，恐怕陈某是患了"情感性忧郁症"这种病。对此，他自己是不会发觉的，旁人也只能看到其表面现象，如精神恍惚，心事重重，话语减少，失眠少食等。这种现象，别人只以为患者是有了什么解不开的结，或背着什么样的包袱而已。最令人费解的是，这位自杀者本身是一位研究自杀问题的专家，他主

医门杂著

持的"培爱"防治自杀中心，有效地从死神手上救回了众多欲要自寻短见的人，而且还撰写了一部《珍惜生命——论中国自杀问题》10万言著作。死者长期接触自杀问题，难道自杀会传染吗？对此，刘主任解释说，忧郁病是不会传染的，也没有免疫力。她说，现时有80%～90%的人，在其一生中，会在某一时期或多或少出现过精神心理障碍，但大多数人都能不药而愈挺过去，只有极少数人会导致不幸。她特别提醒人们注意：东方人的性格较西方人内向，情感不易外露，这就更具威胁性，因而心理承受能力差的人，最好不要从事这类的工作，以防心理受影响。

有人问我，既然防止自杀中心头头也自杀了，还有没有必要设这样的机构？对这个问题，刘主任的看法和我一样：有必要！这因为衡量一个人的健康，是以生理与心理同具健康来作为衡量标准的。对心理卫生，相对其他而言，老百姓知之甚少，再说我国目前对此宣传教育力度还不够。所以，不但有必要办这类属于心理咨询范畴的机构，还要普及，特别是要提高它自身档次。一般而言，目前我国的心理咨询包括5种形式，即门诊咨询、信件咨询、现场咨询、专栏咨询及电话咨询。不论何种形式，这些咨询一般由各地区的社会医疗机构或卫生宣教单位所主持，此外还有社团机构和其他的志愿人员组织参与。这些咨询机构能接近群众，所以颇受欢迎（当然有心理医生充实在其中最好）。

通过这个事件来看有必要提醒人们注意：不要忽视自己和周围人的心理健康问题，一旦发现心理方面有毛病，应到医院心理专科门诊接受治疗，以免加重病情，做出像本文提及的这样的傻事。

（原载《信息时报》）

医门杂著

西药可分寒热

最近，在一次门诊中，又有一位病人拿着我开好的处方问："这些西药属于寒药还是热药?"这个问题，显然带有中医"阴阳表里寒热虚实"这"八纲"的观点。不错，中药有寒性之品，又有热性之品，是供医生以"寒者热之，热者寒之"，以及根据药物的升降浮沉和性味归经选择用药的。例如，中药的附子、当归、川芎、羌活、茴香等属温热药，黄芩、黄连、石膏、大青叶、金银花是寒凉药。然而，西药是没有这样分类的。原因很简单，因为现代医学没有寒热辨证的理论。

说到这里，这位病人还是有点不服："我觉得有的西药吃后还是有寒或热的感觉。"此话有点根据。是的，有的西药的副作用，可以用寒或热来区分，如解热止痛药，药后会出现多汗、疲乏；某些抗生素，药后会出现口淡、食欲差；某些安定类药物，药后会出现体位性低血压，以致站立时晕倒……类似这些副作用，就像中医的寒证。而另一些副作用，如服烟酸片后面红，服阿托品后口干身热，服某些胃药后出现便秘，注射钙剂后出现心跳加快等，又似是中医的热证。但是，这些仅是药物的副作用，而不是药物的主要特性。医生是不会以这些药物的副作用来为病人治病的，况且，许多副作用自药物在血中浓度减低后就自行消失，不必用其他药物来抵消。

话又说回来，有的长期应用的西药所出现的副作用，如服某些西药后所出现的胃口欠佳、倦怠、自汗、心悸、失眠、口干口苦、大便秘结等，是可以用中药或保健品和食疗来改善的。为此，至今有保健经验的长者，甚至有的老中医，在谈论这个问题时，还坚持西药有寒热之分的说法。但客观地说，这种说法是不科学的。

清热解毒菊花茶

天气转热，很多人喜欢喝菊花茶，认为多喝就能去暑清热，泻火养生。有一定经济基础的陈先生，最近迷上雪域野菊花，据说雪域野菊花是在昆仑山北麓海拔 3000m 左右的雪山上生长，野生环境，生长缓慢。由于生长条件的严酷，所以总产量很低，每克就要 10 元。他认为零污染的雪域野菊花保健功能不一样，所以，现在基本上天天都喝菊花茶，人工种植的菊花也不能入眼了。

广州市中医院杂病科副主任医师顾玉潜介绍，中医认为菊花味甘苦，性微寒，具有疏散风热、平抑肝阳、清肝明目、清热解毒的功效。现代研究认为，菊花含有多种药效物质，具有抗菌、抗病毒、解热、抗衰老等作用。他建议，体质偏寒的人不妨放点枸杞，而脾胃虚寒或血虚风重的人最好少喝。

喝菊花茶时，有人喜欢加上几颗冰糖以便有好的口感。菊花茶加冰糖是可以的，但是对于患有糖尿病或血糖偏高的人，最好别加糖，单喝菊花。此外，还有一些脾虚的人也不宜加糖，因为过甜的茶会导致这类人口黏或口发酸，唾液增多，感到不适。所以，不清楚自己体质的人喝菊花茶还是别加冰糖为好。

菊花容易发霉、长虫，市场上菊花质量参差不齐，不懂门道的人会选择花朵白且大的菊花。其实又小又不太上眼且颜色泛黄褐色的天然野菊花反而是上选。通常菊花色泽较深，用手指揉捏，闻之清香浓郁扑鼻则为天然野生，反之则味苦涩酸。上好的野菊花，喝来入口甘甜芬芳、醇而不腻。

（原载《羊城晚报》，健康版记者余燕红撰，著者为受访专家）

从药到病除谈起

医生诊病，处方用药，谁不想药到病除。病人求医，更盼医生给灵丹圣药，妙手回春。多少年来，医药界为治病提高疗效，缩短疗程，千方百计地寻找新的给药途径：从口服到舌下含服、肌内注射、皮下注射、静脉注射、气雾吸入、肛门栓剂、直肠给药、导管给药、皮肤埋药、离子导入……医疗科技的发展，的确让医生治病的武器有更多的选择，但是，口服药至今依然是内科治疗的主要手段。

口服药物，应是最简单易行的治疗途径了，但不管是门诊还是住院，都发现有病人在实际服用时未按医嘱服用：有的粗心，多吃、少吃或漏吃；有的疑心，点滴不吃；有的多心，同吃几个医生的药；有的心急，未吃够疗程就要换药。殊不知，医生用每一种药，都考虑药物在体内吸收、分布、代谢、排泄的过程，根据药物的动力学估算给药的适当剂量，恰当的给药间隔以及在体内及早达到和维持稳态平衡血药浓度而定的；多种药物同时用时，还要考虑药物之间的拮抗和配伍禁忌，而且药物还兼有预防和诊断作用，每次药后的反应，对医生下次用药都提供参考。不按医嘱服药，不但延误病情，有时甚至还闹

147

出事故。

曾有这样的例子：一位高血压病人，医生开的降压药他瞒着不吃，医生复诊以为药力不够，改用药力更强的药物，病人服用后，血压一下子降得太低，晕过去了。一位司机，一次吞下十片感冒灵，刚开车就睡着了。

过去，不少肺结核病人因服药不定时，以至病情迁延不愈。于是，国外有人发明了"监化治疗"——让病人每天定时回医院服药，疗效果然大增。如今，我国结核病院也有参照实行者。

还有这样的情况：有个肿瘤术后病人，医生开给盐酸左旋咪唑片，病人一看瓶上的说明，是驱肠虫药，回头问医生，"有无搞错"。其实这药不但能驱虫，还是一种免疫调节剂。另一位皮肤病人，我开给他效果不错的法莫替丁片，他一看说明书，"用于治疗胃病"，他就干脆不吃了。由此看来，制药厂家也应在自己产品的说明书上，根据医药新信息，调整一下说明书和广告词了。

当然，在向病人解释方面，我们医生也有一定的责任，但由于诊病时间繁忙，不可能向病人作详细的药理宣教，这回特借养生茶座一角，谈谈平时我们很少有机会讲的这番话。但愿我们能通过这次茶座，使医者、制药者、病者三方面得以沟通和理解，使医生能妙手回春，病者能药到病除。

（原载《信息时报》）

医门杂著

老和尚的养生经

——访光孝寺住持释本焕大师

在 1994 年一个炎热的夏日，我刚踏进光孝寺的山门，一种闹市难得的清静与阴凉，消解了我许多烦恼和疲倦。小别几年，光孝寺又新建了佛堂，新造了佛像，柯子、菩提两棵古树发出新枝嫩芽，使这座享有"先有光孝，后有羊城"之尊的岭南名刹，又焕发着新姿。

我不懂闭目顶礼，便观察着寺里的主人，这里的和尚衣着整洁，精神饱满。在客堂门前，我遇到了寺里的监院戒成和尚，论职权，他算是寺里的第二把手。所以俗称"当家"。他知道我想了解和尚的养生之道，便提议我采访这里的住持——87 岁的释本焕大师。

释本焕大师 22 岁出家，专志佛学，50 年前就在五台山以血为墨写经书，历任韶关南华寺和丹霞别传寺住持。8 年前正值光孝寺筹款动工修建的关键时刻，他来到光孝寺当"第一把手"。这比起其他"退居一线"当都监、首座的老和尚，不知要辛苦多少。目前，他担任中国佛教协会副会长、省政协委员，这使他更是忙里忙外。去年，他还先后出访加拿大、澳大利亚等多个国家。我想，如果他不是养生得道，这些对于一个已是 87 岁高龄的老人来说，恐怕难以胜任。来到方丈室，只见大师刚从寺外公务回来。午饭只一碗斋汤，一碟豆腐，他却吃得津津有味。我颇感兴趣地打听大师的食谱，得悉他长年早餐吃粥，中午吃饭，晚餐吃面条，从不饮茶，只喝开水，间中吃些水果和牛奶。佛家认为牛奶、素鸡蛋之类没有灵性的东西可以吃。这就弥补了素食营养结构之单调与不足了。

在客厅里，早就坐着几位善男信女，一打听，原来他们是慕大师之名，来拜师、来倾诉心事，以期获得大师的点化与开解。从医学角度看，大师因人而异开导解答，像是给病者作心理治疗似的。我问大师："您给人看病吗?"他随即指指案台上的一瓶抗生素说："不，我有病也到大医院看。"我想，这也是大师对某些被巫医神棍欺骗，有病乱服"神仙水，香炉灰"之类愚昧者最好的点化。

"您如此岁数仍身强力壮，是否练了什么秘传真功?"我又问。"我不是武和尚，不打功夫，也不练什么气功，但我每天打坐念经。"说罢，他身手敏捷地脱鞋屈脚打坐给我看。他说，几十年来，他每天摸黑 3 点起床，中午午睡片刻，晚上 10 时睡觉，作息很有规律。他认为，一个人要长寿，就要去除烦恼，保持心境愉快。他说："烦恼是自找的。"大师此言深奥矣! 但话中所示人要乐观之意，显而易见。

佛学是讲缘分的。因而戒成当家对我说，今天能得大师的款待算是有缘了。说得好! 我也珍惜这份缘，请大师为我主编的《养生苑》读者健康祝愿。大师当即应允，正襟端坐，凝神片刻，欣然命笔。

住持大师，谢谢您了。

（本文原载《信息时报》健康版）

我的养生体验

说起来，我对养生并无经验，但有体验，有五味俱全的难忘经历。

记得读小学高年级的时候，我就为健康担心。那时，老师每天上午都要为我们晨检，但与现今的幼儿园晨检不同，当时只检查面部和小腿胫前有否凹陷性水肿，营养不足的低蛋白血症就是那个时候知晓的。幸好，我没有中招。但是，为了确保起码的营养（其实是够饱），在老师的指导下，我们养了小球藻，磨蔗渣糕，还有那些叶绿素、冬瓜囊也吃上了。上中学不久，又有传染性肝炎侵袭，校医常检查我们眼巩膜有无黄染，一旦确诊肝炎，其实也是就地治疗，每天滴注葡萄糖加维生素C，但要病人减少运动，卧床休息。这一劫，也幸好避过。

在我就读的学校附近，练武兼治伤的医馆有好几间，耳濡目染，使我萌发了练武强身的念头。刚好有一同学，是光孝路李尧山武馆的徒弟，于是，我也交了一期学费，是晚上学的，当时称"食夜粥"。但我性情好文不爱武，也掏不出更多的学费，学了一些基本功就满足了。

我出生于城市，先天足，自小有良好卫生习惯，所以少儿期发育良好，身体无大恙。但经过"困难时期"的饥不择食，不知不觉患上胃病，以至因十二指肠溃疡合并出血住过院。首次败在病魔手下，吃了苦头，也使我深感健康诚可贵。

我们年轻时一般的运动消遣通常是游泳、溜冰（其实是滚轴屐）和骑自行车，这"三件头"我也是那时学的，但最感兴趣还是骑车。多次与友人一起，从广州骑车去佛山、去西樵山、去从化，一天来回，可知当年的耐力。至于饮酒抽烟的消遣，在学生时期花不起钱，参加工作后，曾抽过一季度的烟，那是"文革"期间，抽的是阿尔巴尼亚的扁圆形香烟，每盒1角五分。后来，感觉并无兴奋提神之感，便戒了。至于酒，一直吸引不了我。

那个年头，人们生活单调，保健也单调。有人说打鸡血针好，许多人就一窝蜂跟着；又有人说生吃鱼胆好，就有人跟着生吃，结果有人吃出了大祸，中毒入医院抢救了。那时，我已行医了，也劝止过身边的亲友和病人，但势单力薄，深感普及健康教育之必要。体育锻炼也有一窝蜂的，当年就曾流行过甩手运动，我也体验过。后来，又兴起练气功，开一场大会，有人在台上讲，下面就有人不由自主地跟着动起来。还有人吹嘘可以发功，隔空发、隔墙发，甚至发到其他城市，我从不感兴趣。

然而，另一种气功却吸引了我。上世纪70年代某天，老师带我去广东省中医院理疗科参观，随手取了一本薄薄的讲义，说的是上海一疗养院推行的一种调息气功，我就学起来了：自然腹式呼吸，呼气时默念"松"字，吸气时默念"静"字，进一步还有以意领气，小周天，大周天……练过两个月后，我的胃病明显改善，对失眠也有效。曾有两次发热身痛，我以卧式练此功后，就热退身松了。渐渐，我练此气功就停留在实用阶段，至今没放弃，但也从未达到龟式或胎式呼吸的境界。

50 岁前后，我得过颈椎病，属神经根型，不靠药物，自己吸收改良后设计了一套实用的动功，包括仰头、旋颈、伸展手臂和改善枕头，奏效了。后来有过肩周炎，也用此办法缓解了。我是个闲不住的人，遇着睡眠不足，或门诊超时，就做做"八段锦"的"鸣天鼓"，其余的七段动作，有时间也经常做。我还有痛风症，但总是戒不了口，不过我很注意均衡饮食。现在年纪大了，不骑车，有机会就步行上班。为避开马路汽车废气，我总是选择穿街过巷。我不养宠物，甚至还怕猫怕狗。外出旅行是我的爱好，全国大部分省区都去了，年近六旬还去了一趟西藏，高原反应居然不大。其实，此行我是做了一番准备的，先是去一趟云南的玉龙雪山，试验一次耐受程度，还可以，赴藏前，又备足了相关药品，方敢登上世界屋脊。

我的养生之道其实无道。但我的养生意识很早就被迫觉悟了，而且，幸未被外在因素牵错过。我们这辈人，没有现时年轻人幸福，他们已享有科学的保健知识灌输，并有系统的健康教育这把保护伞了。

话说中医长寿方

　　长寿，是人类对生命的美好追求。我国对养生长寿的研究有着悠久的历史，这既有失败与歧路，而更多的是经验的积累和科学的总结。古代不少荒淫无道的帝王，劳民伤财，探寻长寿药、长生术和炼丹术，妄求有长生不老的灵丹妙药。一些巫医神棍，也用种种迷信或愚昧的方式，欺骗那些无知的人们。历代的中医先辈，始终尊重科学，对养生长寿进行着不懈的探索，为中华民族的繁衍昌盛作出了卓越的贡献。

"治未病"与"浅中医"

　　中医历来重视防病，早在战国时代的中医经典《黄帝内经》就提到"不治已病治未病，病已成而后药之，譬如渴而穿井，斗而铸兵，不亦晚乎"。并提出许多养生办法，如"饮食有节、起居有常、不妄作劳"等。另一方面，古代医家又主张"病向浅中医"，其中最生动的例子，就是春秋时期的名医扁鹊，为蔡桓公诊病的故事。扁鹊见桓侯"病在腠理"，桓侯却畏疾忌医，说"寡人无疾"，以后随着病情的加重两次向他提醒，仍不理，最后桓侯病入骨髓不治而死。这与现代医学提出对疾病应早期发现，早期诊断，早期治疗十分吻合。

先天与后天的本

在中医的脏象学说中，把肾（肾气）称为先天之本，是人体精髓之源泉，肾气充实，则骨坚、脑健、发荣、耳聪、齿固，若肾气不足，则发育障碍，机能失健，并影响生育能力。同时，又把脾胃称为后天之本，有统血、益气、主肌肉四肢等功能，为"生化之源，五脏六腑、四肢百骸皆赖以养"。这说明中医早有优生优育的观念，所以，民间有"一代好媳妇，十代好儿孙"之说。

阴阳平衡与协调

中医理论有阴阳学说，通俗地说，阴阳是相对的事物，阳代表表面的、轻清的、亢进的、运动的、上升的、热性的、功能的方面，阴代表内里的、重浊的、退落的、静止的、下降的、寒性的、形态的方面。阴阳平衡，互相约制就不会生病，如果某一方偏胜，就影响人的健康。这一理论不仅指导中医的理法方药诊治原则，还指导人们平时的保健，如心平气和，劳逸结合，调补适度，精神内守，勿受七情（喜、怒、忧、思、悲、恐、惊）所伤等。

中医的"三宝"

中医把精、气、神称为宝，认为这是导致生老病死之变化的根本。"精"的含义很广，泛指人体生长、发育以及性和生殖能力的物质基础；"气"相当于人体内的能源及功能；"神"则是支配机体脏器活动的一种无形的机能。而三者又有互相依存的关系，气生于精，精化为气，精气充盛，神自活跃，神不充旺，则精气不足。人若要调养，休整、进补就应兼顾精、气、神三者。我国民间常有入药煲汤作菜佐食之食疗，以其固精、固肾、补气、益气、提神、安神。

抗外环境的"邪"

中医的"外邪"，常指"风、寒、暑、湿、燥、火"，提示人们注意外环境的变化对健康的影响。并有"邪之所凑，其气必虚"之说，指出人的身体虚弱，免疫机能差，是致病的重要原因。此外，对外邪的认识不仅指季节、时令、风雨等变化，还关注到"秽浊之气"、"山岚瘴气"，这就包含了传染病和环境污染问题了。可见，对提高免疫力，改善生存环境和预防传染病等，在中医养生学中已相当重视。

华佗的"五禽戏"

中医外科鼻祖华佗对体育锻炼有句名言："动摇则谷气得消，血脉流通，病不得生，譬如户枢，终不朽也。"华佗创设了一种较系统的体操——五禽戏，即摹仿虎、鹿、熊、猿、鸟五种动物的姿态，以活动人体筋骨血脉，达却病延年之目的。及后，各种体疗方法如气功、易筋经、太极拳等越来越普及，称为国术的中国武功，其实也是以健身为主要宗旨的。

当今，我国和许多国家一样，正致力进行养生学的研究。

我们应发扬祖国医学传统，古为今用，中西合璧，创造出一套先进的养生法，造福中华民族。

（原载《华声杂志》）

旅游三岔口

"九号台风于明天在珠江口以西海岸登陆。""九号台风将正面袭击阳江!"我们没有理会气象台的警告,不改期,不变向,驱车从广州向阳江闸坡驶去。

中午来到阳江市区,天空虽然有点灰暗,但没有风雨。我们暗暗庆幸自己的勇敢和判断。午饭后,又起程向闸坡进发。车子开出不久,雨开始下了,下得很怪,一阵暴雨一阵晴,就像天上一盆一盆的水泼下来,但仍没有风。车到闸坡后,我们关切地问当地人:"台风过了吗?"他们笑着说:"台风正跟着你们,快到了。"我定眼一看,只见避风港泊满了一排排的渔船,岸上游人稀少,卖海味特产的摊主正匆匆地收档。我们找到招待所安顿后不久,台风果然跟着到了,傍晚在海滩的活动计划被迫取消。晚餐后,回到招待所但见漆黑一片。原来,为了安全和减少损失,台风期间是要拉电的;随着停电,高楼的水也供不上了,我们就只好早早入睡。这一夜,旋风咆吼,浊浪拍击,还有屋外树干的断折声和毁坏物的碰撞声,这使头一回在海岸遇台风的我们整夜未敢合眼。天亮起床,只见楼面浸满雨水,原来新装的铝合金窗也挡不住这场风雨。待到中午,想吃顿海鲜，又因渔船不能出海，海鲜货少价高。下午，风减了，雨还在下，我们计划多住一天以待明日海上的游乐。当地人又笑我们了："一日台风三日雨呀。"无奈，我们只好冒雨来到海滩，总算沾沾海水嘛，可这么一来，又有旅伴受凉感冒了……

我喜欢动的休息，深知旅游能锻炼身体，调息养心，避开都市的浊气，享受天然的清纯。但旅游遇到的周折，我也非此一次。几年前去海南旅游，回程时已闻台风预告，只因贪玩多一天，结果因台风在海口滞留了几天，以致假期"透支"，盘缠紧缺，使人食睡不安，差点没急出病来。

去年乘夜船从苏州去杭州，虽有人提醒说运河上雾大，但我心想可节省夜间时间而未理会。结果天亮醒来，船仍在苏州郊区的江中等候雾散。为赶时间，我只好涉水爬上岸，再改乘汽车去杭州，个中狼狈状，可想而知。

听我这番诉说，旅伴们插话了：是呀，旅游不信天气预告，不听当地人指点，总会吃亏的。的确，旅游于养生来说，是有许多学问的哩。

"虚不受补"是误区

在坊间的闲谈里，在问诊的交谈中，常常听到病家选用食疗后有"虚不受补"之唏嘘。我每有听及此说，总予否定，笑为误区。

在中医经典著作及历代医家的实践中，"虚则补之"已是定律。诚然，有的病人，由于病后、产后、手术后等缘故被认定为体虚者，经家人给予滋补食疗后，事与愿违，有的一补就上火，出现热症；有的一补就不适，胃口不佳，大便不畅；有的还旧病复发，于是，直呼"虚不受补"。其实，细究因来，不是"不受补"，而是"补不得法"。

补不得法者常有以下几种情况。

一是补错气血：气虚或血虚，是很原则的"纲"的问题。中医在辨证的八纲——阴阳、表里、寒热、虚实中，阴阳放在首位，血就是阴的代表，气就是阳的代表。一旦补错，那就是错了方向。

二是补错脏腑：中医指的五脏六腑，肝、心、脾、肺、肾为五脏，胆、胃、小肠、大肠、膀胱、三焦为六腑，还有奇恒之府脑、髓、骨、脉、胆、子宫。这些脏腑，不单是指其本身器官，还包括与其经络和表里相关的机能和器官，每个脏腑都有虚耗和病损的可能，这时，需要的是对应的和到位的补益。

三是补错时令：有的补品，还要根据气候温度来服用，才有利于吸收。

四是补错环节：即使上述三项判断对了，投药又对准了需补的脏腑，但在具体操作细节中，不慎有错，也会补不达意。如"过急"——内热未除，炎症未消，病因或虚因未明等等，就急于进补；"过乱"——同时补几个脏腑，杂乱无章，主次不分；"过多"——虽有虚，但已有给予补针、补药、保健品，还餐餐炖补品，令病人连喝开水的机会都没有；"过浓"——这更常见。"食疗"，明明是以食为主，但出于心急，放了很多药材进去做汤料，炖汤变成炖药；又或，虽放药不多，但放了过多的肉，才加少少的水。总之，浓度太高，让肠胃吸收不了。须知，滴注吊瓶，也要讲究浓度的，用生理盐水稀释药物就是这个道理。

解决"虚不受补"的问题，在明白了以上的道理后，只要注意两点就行了。一是与经治医生沟通了解，明辨虚在哪里，怎样辅助食疗，用什么易于入口和吸收的药材，分量多少；二是要明白食疗只是一种辅助的疗法，应清淡为宜，并遵从循序渐进方法，试着予之。

（原载《羊城晚报》）

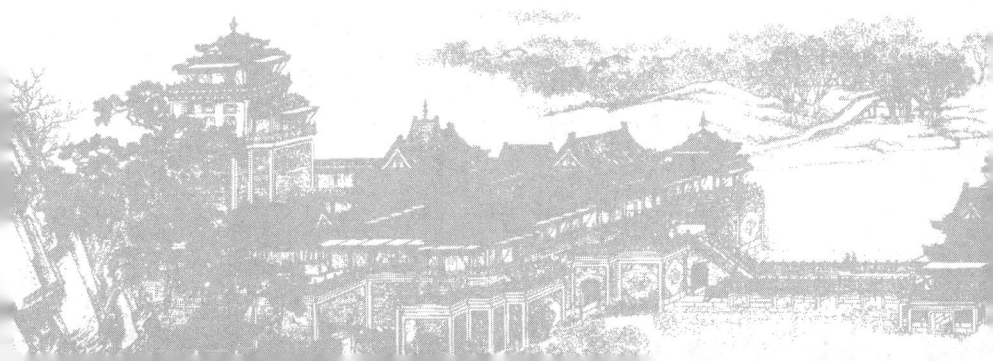

医论心得

骨癌的诊治与中医骨伤科的参与

当今，人类对肿瘤之探究尚有许多未解之谜，而恶性肿瘤对人生命的威胁已首当其冲。世界卫生组织国际癌症研究中心 2003 年公布的研究报告指出，根据目前癌症的发病趋势，2020 年全世界癌症发病率将比现在增加 50％，全球每年新增癌症人数将达 1500 万人。每个医务人员，都有责任和义务参与抗击癌症。因此，作为中医骨伤科，对于肿瘤的预防诊治，自是义不容辞。

一、现代医学对骨肿瘤的诊断和治疗

（一）概况

骨肿瘤分原发性骨肿瘤和转移性骨肿瘤两大类。原发性骨肿瘤又分良性骨肿瘤和恶性骨肿瘤（骨癌）。恶性骨肿瘤以骨肉瘤、软骨肉瘤、尤文肉瘤、多发性骨髓瘤等多见；良性骨肿瘤则以骨软骨瘤等为多见。

转移性骨肿瘤是指人体内各种恶性肿瘤通过各种途径转移至骨，并持续生长，是恶性肿瘤常见的并发症之一。骨是第三个最易发生肿瘤转移的部位。任何癌肿都有可能发生骨转移，发生频率较高的有乳腺癌、肺癌、甲状腺癌、前列腺癌、子宫颈癌、鼻咽癌，其倾向部位见下表：

易发生骨转移的部分癌肿的转移倾向性

原发癌	骨转移
前列腺	骨盆及腰椎
子宫颈	骨盆及腰椎
甲状腺	颈椎
肺（腺癌）	胸椎、腰椎
乳腺	胸椎、腰椎
鼻咽	颅骨、脊椎、骨性胸廓、盆骨

（二）诊断

1. 临床表现

恶性骨肿瘤以疼痛和压痛为常见症状，并伴有全身症状，如贫血、营养不良等，因癌肿发展快，常穿破骨质到软组织，形成局部肿胀和肿块，产生局部功能障碍及压迫症状，并会在轻微压力下引起病理性骨折而再发生一系列症状。

良性肿瘤发展慢，无明显症状，但也可因肿块压迫引起患处功能障碍。

2. 特殊检查

（1）X线：为基本的首选检查。

（2）CT：比X线显示更清楚，可显示肿瘤在骨髓内外的生长范围及侵犯神经血管的情况。

（3）MRI（磁共振成像）：具有极高的软组织分辨力及早期发现骨髓信号异常的能力。

（4）ECT（放射性核素骨显像，简称骨扫描）：在癌变的早期多已有明显的表现，通常较 X 线早 3～6 个月出现，特别是对无症状性骨转移的早期诊断有特殊价值。

（5）PET（正电子发射型计算机断层扫描）：由于独特的生理学示踪剂的发展，可进行几乎所有肿瘤的检测，对于骨肿瘤的诊断，比普通的骨扫描更具优势，有利于临床分级和正确治疗。

3. 实验室检查

骨肉瘤患者的血碱性磷酸酶（AKP）往往增高；

骨肉瘤、尤文肉瘤、网状细胞肉瘤患者的末梢血液白细胞会增高；

多发性骨髓瘤患者的血清球蛋白会增高。

4. 病理检查

病理活组织检查是对肿瘤定性、定期最准确可靠的检查。

（三）治疗

1. 手术治疗

根据病情采用截肢术、关节离断术、保留肢体的手术及组织重建。

2. 化学治疗

目的是消灭微小转移病灶。术前化疗可使肿瘤缩小，以利手术；姑息化疗可延长生存期。

3. 放射治疗

手术前放疗，手术后放疗或单纯放疗。姑息性放疗也能起抑制肿瘤和减少局部疼痛作用。

4. 介入治疗

（1）经动脉化疗和栓塞治疗。

（2）局部经皮穿刺注射药物。

5. 基因治疗

（1）细胞因子基因疗法。

（2）造血干细胞介导的基因疗法。

（3）"自杀"基因疗法。

（4）抑癌基因疗法。

6. 核素治疗

放射性核素治疗是近年来发展较快，疗效较好的疗法，对转移性骨癌的疼痛常用渐增性麻醉药和非麻醉性镇痛药与放射性核素治疗相结合，疗效较好。可使部分病例的转移灶缩小或消失。

7. 中西医结合治疗

分阶段分别由中、西医治疗或中西药同时治疗。

8. 其他治疗

如冷冻、激光、微波、热疗、免疫、分子靶向、肿瘤导向治疗等等。

二、骨肿瘤的中医药治疗

中医药对骨肿瘤的治疗，如同对其他肿瘤一样，至今没有一个特效通用的方剂和某种特效的中草药。我们仍须要辨证施治或继续努力探索。以下方药，仅供参考。

（一）辨证施治

1. 阴寒凝滞型（骨癌初起或良性骨肿瘤）

主症：骨瘤初起，酸楚轻痛，局部肿块，皮色不变，遇寒加重，压痛不著。舌淡，脉细沉迟。

辨证：阴寒凝滞，入骨阻络。

治法：温阳开凝，通络化滞。

方药：阳和汤加减。

2. 毒热蕴结型（多见于骨肉瘤等恶性肿瘤）

主症：骨瘤迅速增大，疼痛加重，灼热或发热，皮色变紫有瘀，肢体活动障碍，舌暗红有瘀，脉细数或弦数。

辨证：毒热蕴结，气滞血瘀。

治法：清热解毒，化瘀散结。

方药：清毒化瘀汤加减。

3. 肾虚火郁型（骨癌或骨转移癌晚期）

主症：局部肿块肿胀疼痛，皮色暗红，身热口干，消瘦衰弱，舌暗唇淡，苔少或干黑。

辨证：阴虚肾亏，火毒郁结。

治法：滋肾填髓，降火解毒。

方药：

（1）郁仁存方：生地 20g，山萸肉 15g，女贞子 30g，丹皮 10g，骨碎补 15g，补骨脂 15g，自然铜 10g，透骨草 20g，川断 15g，当归 15g，黄柏 10g，知母 10g，肿节风 30g，核桃树枝 30g，寻骨风 15g。

（2）顾玉潜方：土地骨 20g，桑枝 20g，海螵蛸 30，半枝莲

20g，蛇舌草 20g，川楝子 15g，瓜蒌皮 10g，猫爪草 15g，屈头鸡 15g，生薏仁 30g，全蝎 9g，浙贝母 12g，延胡 15g，八月札 15g，甘草 6g。

（二）骨肿瘤常用中成药

（1）云南白药（或胶囊）

（2）小金丹（丸）

（3）犀黄丸

（三）骨肿瘤常用中草药

半枝莲、蛇舌草、七叶一枝花，补骨脂、全蝎、蜈蚣、土鳖、桑枝、石上柏、八月札、寮刁竹、夏枯草、苍耳子、屈头鸡。

三、对骨癌诊治的体会

1. 要注意了解和重视肿瘤病史，对于有恶性肿瘤病史而又诊断未确切的骨痛病例，即使有近期外伤史，也不要轻易排除骨癌的可能性，并在填写 X 线等申请单上明确提示。

2. 外伤是诱发骨肿瘤的因素之一。对一些性质不明的病例，勿轻易以"远年旧患"来解释。

3. 久治不愈的骨病，应警惕骨癌的可能，要及早利用现代科技协助诊断。

4. 对有骨质破坏的骨癌病例，慎用手法治疗。

5. 中医理论认为，癌症的原因多为"痰凝、气滞、血瘀、热毒"，因此，在内服方剂中慎用温燥蕴热之品。

四、中医骨伤科的参与和作为

1. 对可疑骨癌患者及时做出初步诊断，并通过进一步的检查或转诊，使骨癌患者得到及时治疗，从而实现防治肿瘤的三早原则（早发现、早诊断、早治疗）。

2. 对不宜手术或其他西医疗法的患者，或者要求用中医药治疗的患者，可中医辨证施治，用经方，或与单方、偏方、验方相结合，积极治疗。

3. 参与保肢综合治疗。一部分骨癌病人不愿截肢，西医则有"保肢综合疗法"，即局部介入＋局部放疗＋全身化疗。笔者认为，若在适当时候加入中草药治疗，效果更佳。

4. 对骨癌患者的姑息治疗包括止痛和改善症状，中医骨伤科对骨癌的姑息治疗有很大优势，如内服、外用和其他一些支持巩固疗法。

5. 可参与对骨癌患者的疗效观察和随访监测，以及对其他原发恶性肿瘤骨转移可能性的及时发现。

6. 对骨癌晚期出现的病理性骨折的处理，中医骨伤科更具优势。

五、结语

中医骨伤科在中医学领域中占有重要地位，在国际医坛也享有盛誉。中医骨伤科鼻祖华佗施行的刮骨疗伤及使用的麻沸散，被誉为当时的国际医学先行。到了近代，中医骨伤科也随时代发展，跟进现代医学解剖学，走西为中用和中西医结合之路，创不少医学奇迹。我深信，中医骨伤科在参与肿瘤防治的医疗事业中，定能大展拳脚，再创辉煌。

参 考 文 献

1. 蔡郑东，纪方. 实用骨肿瘤学. 人民军医出版社. 2004
2. 王文萍. 实用肿瘤转移学. 辽宁科学技术出版社. 2003
3. 郁仁存. 中医肿瘤学. 科学出版社. 1991
4. 王杰军，高勇，等. 肿瘤转移机制及诊疗进展. 第二军医大学出版社. 2002

（本文系在香港中医持续进修班上的讲稿）

医门杂著

172

加味玉屏风散治疗变态
反应性鼻炎 132 例

变态反应性鼻炎是一种鼻黏膜的过敏反应，中医学称为"鼻鼽"。分常年性和季节性两种。发病于各种年龄，多见于青年，呈阵发性发作，病期短则几分钟，长则常年存在，花粉、烟尘、冷热风刺激是主要诱发因素。笔者自 2002 年至 2007 年 5 年间，对该病患者采用加味玉屏风散中药治疗与服用西药进行治疗对比，现将结果报道如下。

1. 临床资料

（1）病例来源

治疗组：132 例均为门诊患者，其中男 77 例，女 55 例；年龄最小 9 岁，最大 82 岁；病程最短 9 个月，最长 32 年。对照组：93 例均为门诊患者，其中男 45 例，女 48 例；年龄最小 11 岁，最大 75 岁；病程最短 8 个月，最长 38 年。两组患者按就诊时间随机分配，在性别、年龄、病程的分布差异均无显著性意义（P＞0.05），具有可比性。

（2）诊断依据

①以阵发性鼻痒，连续喷嚏，鼻塞，鼻涕清稀量多为主要

症状。伴有眼痒、咽喉痒等症状。

②起病迅速。症状一般持续数分钟至数十分钟。间歇期无喷嚏及鼻塞。可并发荨麻疹、哮喘等病。

③常因接触花粉、烟尘、化学气体等致敏物质而发病，有时环境温度变化亦可诱发。

④鼻腔检查黏膜多为苍白，少数充血，下鼻甲肿胀，发作时有较多清稀分泌物。

⑤有条件时做鼻分泌物涂片检查、变应原皮试、血清或鼻分泌物 IgE 检查等，有助明确诊断。

2. 治疗方法

（1）治疗组

以加味玉屏风散治疗。药物组成：黄芪 30g，白术 15g，防风 10g，党参 20g，云苓 20g，炙甘草 6g，白茅根 20g，辛夷花 15g，细辛 3g，苍耳子 10g，路路通 15g。每天 1 剂，水煎服，10 天为 1 个疗程。间隔 5 天再行第 2 个疗程。

（2）对照组

口服扑尔敏（氯本那敏）片 4mg，每天 2 次；达先（舍雷肽酶）片，每次 10mg，每天 3 次。10 天为 1 个疗程，间隔 5 天再行第 2 个疗程。

3. 疗效标准与治疗结果

（1）疗效标准

参照 2001 年《中医病证诊疗标准与方剂选用》中鼻鼽的疗效标准制定。痊愈：症状及体征全部消失，随访 1 年无复发；显效：症状消失，体征明显减轻；有效：症状减轻，体征有所好转；无效：治疗后症状及体征无变化。

（2）治疗结果

2 个疗程后评定疗效，两组治疗结果见下表。

两组疗效比较

组别	例数	痊愈	显效	有效	无效	治愈率（%）	总有效率（%）
治疗组	132	39	46	40	7	29.55	94.70
对照组	93	19	25	36	13	20.08	86.02

从表中看出，治疗组临床治愈率为 29.55%，总有效率为 94.70%，对照组临床治愈率为 20.43%，总有效率为 86.02%，治疗组与对照组治愈率经统计学处理，差异有显著性意义（P<0.05），治疗组的疗效优于对照组。

4. 典型病例

陈某，女，39 岁，于 2006 年 11 月 23 日初诊。自诉鼻痒、鼻塞、阵发性喷嚏、流清涕 3 周。以上症状每年秋季均发生，已持续反复发作 10 年。曾服用扑尔敏、达先等西药反复治疗，未见好转。鼻腔检查：鼻黏膜苍白、水肿，鼻甲肿大，鼻腔内有大量黏液样分泌物。鼻分泌物嗜酸性细胞涂片阳性，血清及鼻分泌物 IgE 测定阳性。舌红苔薄白，脉沉细。诊断：变态反应性鼻炎。给予加味玉屏风散：黄芪 30g，白术 15g，防风 10g，党参 20g，云苓 20g，白茅根 20g，辛夷花 15g，苍耳子 10g，细辛 3g，路路通 15g，炙甘草 6g。治疗 1 个疗程后，症状、体征明显好转；治疗 2 个疗程痊愈。随访近 1 年未见复发。

5. 讨论

变态反应性鼻炎又称为过敏性鼻炎，现代医学认为本病是一种鼻黏膜的过敏反应。中医学称本病为"鼻鼽"，认为本病多因肺、脾、肾三脏亏虚，卫气不固，外感风邪而发。治疗应以扶正祛邪为大法，以温肺祛寒、健脾益气、温肾纳气为主。方中玉屏风散功用益气固表，能增强人体的免疫功能，达到巩固抵御外邪的能力，主治肺卫不足，腠理不固，感受风邪异气而致变态反应性鼻炎；四君子汤可健脾益气，与防风合用可祛风通窍；辛夷花、细辛、苍耳子、路路通合用，可温通鼻窍；细辛入肾经而除寒邪；白茅根入肺与膀胱经，有凉血止血和利水作用，临床使用能止鼻鼽。加味玉屏风散能益气固表，温肺祛寒，健脾益气，祛风通窍消肿，培肾固本，起到温补肺、脾、肾三脏之经气，鼓舞人体阳气的作用，使人体抗过敏能力得以增强。

参 考 文 献

戴慎，薛建国，岳沛平．中医病证诊疗标准与方剂选用．北京：人民卫生出版社．2001

（本文发表于 2008 年《云南中医中药杂志》，获 2008 全国医药卫生优秀成果奖二等奖）

血证的鉴别诊断及中药治疗

血证，应是指所有与出血有关的伤病。本文主要探讨中医门诊接触的血证的诊断和鉴别诊断。在各种可致出血的疾病中，出血只是一种症状，但我们可以探讨出血的源头，以尽快对疾病作出诊断和治疗，也可了解病变的程度和预后。

现代医学的分科，至今没有血证科，而现有的血液科，则只负责血液病。但在中医领域，对血证早有专论，清·唐容川著的《血证论》，更有详尽的研究。唐容川在当时还是一位我国早期汇通中西医学的代表人物，更说明他对科学的严谨和高瞻远瞩。当然，科技是不断发展和完善的，本文所提到的血证的分门别类，也应更全面和更具实用性。

一、出血部位与相关疾病

部位	相关疾病
牙	牙周炎、外伤、拔牙后出血、坏血病、血液病
鼻	鼻衄、后鼻孔出血、鼻咽癌、颅脑外伤
耳	外耳道疖、鼓膜穿孔、急性中耳炎、颅脑外伤
眼	外伤、炎症、血管脆性增加、眼底出血、结膜下出血

部位	相关疾病
口（咯血）	支气管炎、支气管扩张、肺炎、结核、肿瘤、肺脓肿、支气管异物、心脏病、肺栓塞、食管病变、胃十二指肠溃疡及出血性炎症、胰腺病变、肝胆病变、胃底静脉曲张、胃黏膜损伤、血液病
肛门	消化道的炎症、结核、息肉、肿瘤、痔、肛裂、肛瘘
尿道	泌尿系结石、炎症、结核、肿瘤、损伤（机械性和化学性），血液病，运动后、特发性、月经、功能失调性子宫出血（排卵前期、卵泡期、经前点滴出血），先兆流产，损伤性出血，阴道异物，水蛭等咬伤 男性：血精
皮下（紫癜）	过敏、感染、血小板减少、血液病、恶病质及老年性、机械性、单纯性、特发性、先天性疾病

二、几种疾病的鉴别

1. 鼻出血的鉴别

（1）前鼻孔出血：按压鼻翼或堵塞前鼻孔可止，发病率高，出血量少，发病年龄较轻。

（2）后鼻孔出血：按压鼻翼或堵塞前鼻孔无效，发病率低，出血量大，常有高血压和/或动脉硬化史。

（3）鼻咽癌出血：从少量逐渐增多（但一般不会大出血），常从咽部痰血开始，伴有耳鸣、耳堵及颈部肿物等体征。

2. 咯血的鉴别

（1）按出血量

①少量（＜200ml）：支气管炎、肺结核。

②中量（200～300ml）：肺炎、肺癌、心脏病。

③大量（＞300ml）：支气管扩张、肺脓肿、纤维空洞型肺结核。

（2）按起病时间

①急性起病或病程短：急性炎症、肺栓塞。

②慢性起病或病程长：结核、肿瘤、支气管扩张。

（3）与年龄关系

①儿童：急性支气管炎、气管异物。

②青壮年：肺炎、肺结核、支气管扩张。

③中老年：慢性支气管炎、肺癌。

（4）按咯血性状

①粉红色泡沫痰：心衰肺水肿。

②血丝或血块：结核、肺癌。

③大量出血：支气管扩张、肺脓肿、空洞型肺结核。

④伴大量脓痰：支气管扩张、肺脓肿。

⑤伴胸痛：肺炎、肺癌、肺梗死。

⑥伴喘息：心衰、支气管炎、肺肿瘤压迫气管。

3. 呕血的鉴别

（1）假性呕血：鼻腔、口腔、咽腔出血后吞（流）入胃再呕吐出来。

（2）消化道出血：量在3ml以上，大便隐血试验阳性；60ml以上即可隐血强阳性（黑便、柏油样便）。

（3）若出血量不大，又在胃内停留一段时间，其呕吐物为咖啡色。

（4）与咯血鉴别

①呕血常有恶心，血中带食物残渣，有消化道病史。

②咯血常有咳嗽、发热、胸痛，血中混有痰液，无黑便或咖啡色呕吐物史。

三、中医常用止血药

药名	效用
大蓟	凉血止血、解毒消痈（常用于血尿）
地榆	凉血止血、解毒敛疮（常用于痔血、便血、崩漏）
槐花	凉血止血、清肝泻火（常用于痔血、肠风下血及血尿）
侧柏叶	凉血止血、化痰止咳（常用于咯血、血尿、便血、痢血）
白茅根	凉血止血、清三焦热（常用于咯血、鼻衄、便血、血尿）
田七	化瘀止血、消肿定痛（常用于外伤瘀血）
茜根	凉血化瘀、止血、通经（常用于咯血、牙衄、鼻衄、血尿）
续断	补肝肾、强筋骨、安胎、行血疗伤（可用于先兆流产、月经过多、经期延长）
仙鹤草	收敛止血、止痢（常用于咳血、呕吐、肺风下血、痔血等）
白及	收敛止血、消肿生肌（常用于呕血、咯血、便血、衄血）
艾叶	温经止血、调经安胎（常用于月经过多）
生地	清热凉血、止血、养阴生津（常用于衄血、呕血、月经过多、紫癜）
水牛角	清热凉血、泻火解毒、定惊（常用于衄血、呕血）
栀子	泻火解毒、凉血止血、利湿（常用于呕血、衄血、肠风下血）
五味子	收敛固涩、滋肾、宁心安神（可用于衄血及咯血）
海螵蛸	固精止带、收敛止血（常用于呕血、衄血、精血、眼部出血、月经过多）

180

四、诊治血证的临床体会

1.治血应探其源、治其本。

2.出血乃急症，准确使用止血药，治本药，并适当加入安神定志药，能起标本同治之效。

3.如遇急症、危重症的出血，应先采取有效的急救措施，尤其应注意预防窒息和出血性休克。

4.注意心理治疗，并留意在场血晕者。

5.注意汤药温度，如内脏出血，勿太烫热。准确使用冷敷、热敷及外用药。

6.注意观察病情。

五、本人治血证惯用方

鼻衄：白茅根、生地、赤芍、丹皮、藕节、仙鹤草、茜根、侧柏叶。

牙衄：石膏、知母、蜂房、竹茹、生地、熟地、玄参、栀子、麦冬。

咳血：石上柏、鱼腥草、白及、蚌花、苇根、百部、紫菀、百合、川贝。

眼底出血：女贞子、旱莲草、仙鹤草、血见愁、生地、丹皮、赤芍、蒺藜、首乌。

出血性甲状腺炎：牡蛎、玄参、生地、赤芍、浙贝、仙鹤草、屈头鸡、夏枯草、石上柏。

皮下出血：鳖甲、生地、赤芍、丹皮、黄精、首乌、银柴胡、乌梅、仙鹤草、旱莲草。

月经过多：当归、生地、续断、阿胶、茜根、荆芥炭、黄精、茯苓。

血尿：石上柏、白茅根、大蓟、金钱草、海螵蛸、玉米须、鹰不泊、小甘草。

痔疮出血：首乌、生地、海螵蛸、槐花、地榆、白及、金银花、蒲公英、仙鹤草、绵茵陈。

（本文系在香港中医持续进修班上的讲稿）

医门杂著

182

淋巴结肿大的鉴别诊断与中药治疗

现代医学认为，淋巴结是一种周围性淋巴器官，是淋巴通往静脉间的大小不一的圆形或椭圆形小体，全身约有 500 个，成群分布于颈、腋窝、腹股沟、肠系膜、胸腹腔等，其产生的淋巴细胞在体液和细胞免疫中起重要作用，又是淋巴回流中的重要滤器，能清除进入淋巴液中的细菌、病毒或瘤细胞，局部淋巴结肿大常反映其收集部位出现病变。

中医临床常把淋巴结肿大称为痰火核、瘰疬、鼠瘘、老鼠病、连珠病、板病等。与热毒、痰凝、血瘀等有关。在正常情况下，于下颌、腹股沟、腋下可有 1～2 个质软、光滑、无粘连、无触痛、直径为 1cm 左右的淋巴结。超过上述情况，则属异常。

一、引起淋巴结肿大的常见病因

1. 感染

细菌感染：如淋巴结核、伤口细菌感染。

病毒感染：如传染性单核细胞增多症。

立克次体感染：如恙虫病。

真菌感染：如组织浆膜细胞菌病。

2. 肿瘤

原发于淋巴结的肿瘤：如淋巴瘤、淋巴肉瘤、网状细胞肉瘤等。

恶性肿瘤的转移：恶性淋巴瘤转移首先是淋巴转移，如鼻咽癌、肺癌、乳腺癌、胃癌、肠癌、甲状腺癌等。

3. 血液病

如急、慢性淋巴细胞白血病。

4. 结缔组织病

如系统性红斑狼疮、皮肌炎。

5. 变态反应

如血清病、药物反应。

6. 原因不明

如坏死性淋巴结炎、结节病。

二、诊断要点

1. 淋巴结肿大发生的缓急及时间的长短。

2. 出现的部位。

3. 有无发热和疼痛、压痛。

4. 有无皮疹及皮肤瘙痒。

5. 有无出血倾向和贫血现象。

6. 有无呼吸、消化、神经等系统症状。

7. 有无传染病接触史和外伤出血史。

8. 有无其他慢性病和服药史。

三、淋巴结肿大的部位与相关范围

淋巴结部位	引流范围
耳前	眼睑、外耳、颞部、颊部
耳后	外耳部、颞部、鼻咽部
枕部	枕部皮肤
颏下	唇、舌
颌下	面颊、咽部、牙龈、鼻前庭、唇
颈部	咽喉、口腔、鼻咽、甲状腺
锁骨上窝	头、颈、胸腔（肺）、腹腔、盆腔、腋下（肺、食道于右，其他消化系统于左）
腋窝	上肢、乳房
腹股沟	下肢、生殖系统
胸腔纵隔	呼吸系统、消化系统、生殖系统
腹腔	消化系统、生殖系统

四、中医治疗

按中医辨证施治的原则，对各种引发淋巴结肿大的病证，可以根据病因所在加以治疗。

1. 治疗处方

下面提供一些对非恶性病变或病因不明的慢性淋巴结肿大的治疗方剂。

（1）逍遥散合二陈汤。

（2）消瘰丸

①《医学心悟》方：玄参、牡蛎、贝母。

②《医学衷中参西录》方：牡蛎、玄参、贝母、北芪、三

棱、莪术、血竭、乳香、没药、龙胆草。

（3）本人自拟基本方：浙贝母、生牡蛎、玄参、猫爪草、屈头鸡、川楝子、瓜蒌皮、甘草。

随证选用：风栗壳、木蝴蝶、夏枯草、连翘、岗梅、三棱、莪术、薏苡仁等。

2. 食疗方

猫爪草（痰火草）、屈头鸡（马槟榔）、入地老鼠（紫茉莉），分别加瘦肉煲汤佐食。

五、注意事项

1. 应与多发性脂肪瘤、神经纤维瘤、甲状腺肿、软骨膜增生及囊肿、皮下结节、风湿结节、乳腺结节及纤维瘤、腮腺混合瘤等鉴别。

2. 勿对肿大之淋巴过多触摸刺激。

3. 勿一概轻言痰火核。

4. 勿随便使用外敷、推拿、针灸、拔火罐等局部治疗。

（本文系在香港中医持续进修班上的讲稿）

发热的鉴别诊断及中药治疗

发热是指人的体温因各种原因体温升高的症状。人属于恒温动物，或称温血动物（含鸟类和哺乳类动物）。健康人的体温相对恒定，保持在37℃（华氏98.6 ℉）上下，腋表36.8℃，口表37℃，肛表37.5℃。人体内肝脏及脑的温度最高，可达38℃。正常人上午体温较低，下午体温高，但波动的范围不超过1℃。妇女在排卵期体温较高。

中医对发热病认识很早，有很多方法退热，效果明显。

一、发热的生理意义和影响

从生理意义来说，发热可以增强一些免疫细胞功能，有利于机体的防御，还可以增强肝脏的解毒功能。但是，单就发热本身也对生理功能产生很多影响。

1. 影响中枢神经系统。

2. 影响呼吸系统。

3. 影响循环系统。

4. 影响消化系统。

5. 影响泌尿系统。

二、常见急性发热疾病的分类

	病原体	疾病
感染性急性发热疾病	病毒性感染	流行性感冒、其他病毒性上呼吸道炎、病毒性肝炎、流行性乙型脑炎、脊髓灰质炎、传染性单核细胞增多症、流行性出血热、森林脑炎、传染性淋巴细胞增多症、麻疹、风疹、流行性腮腺炎、水痘、艾滋病、"非典"
	支原体感染	肺炎支原体肺炎
	立克次体感染	斑疹伤寒、恙虫病
	细菌性感染	急性局灶性细菌感染、败血症、结核病、伤寒、副伤寒、细菌性心内膜炎、猩红热、白喉、大叶性肺炎、细菌性痢疾、细菌性脑膜炎、胸膜炎、脓胸、心包炎、细菌性腹膜炎、丹毒、炭疽、军团菌病
	螺旋体感染	钩端螺旋体病、回归热、鼠咬热
	寄生虫感染	疟疾、阿米巴肝病、急性血吸虫病、绦虫病
非感染性急性发热疾病	变态反应性与过敏性疾病	风湿热、药热、血清病
	结缔组织疾病	急性播散性红斑狼疮、急性皮肌炎、结节性多动脉炎、类风湿性关节炎急性发作
	组织坏死与血液吸收	急性胰腺炎、急性溶血、急性心肌梗死、脏器梗死或血栓形成、体腔积血或血肿形成、大面积烧伤
	血液病、恶性肿瘤	急性白血病、恶性淋巴瘤、癌、肉瘤、恶性网状细胞瘤
	其他	热射病、脑出血、重度脱水、白塞病、痛风发作、甲状腺危象

医门杂著

三、发热热型与相关疾病鉴别

名称	热型特点	相关疾病
稽留热	持续在 39℃～40℃ 之间几天至几周，波动不超 1 过℃	大叶肺炎、伤寒、斑疹伤寒等
间歇热	高热间歇出现，体温正常后 1～2 天再次高热	疟疾、急性肾盂肾炎、局限性化脓性感染等
弛张热	体温 39℃ 以上，24 小时内波动相差 2℃ 以上	败血症、风湿热、重症结核、渗出性胸膜炎、化脓性炎症等
回归热	体温 39℃ 以上，持续几天降至正常，隔几天又复高热	回归热、何杰金病、鼠咬热
波状热	体温逐渐升高至 39℃，几天后渐降至正常后又升高	布氏杆菌病、恶性淋巴瘤
不规则热	发热无一定的规则	结核病、风湿病、感染性心内膜炎
消耗热	高热，每日波动达 3℃ 以上	脓毒血症
双峰热	24 小时内体温出现两个高峰	革兰阴性杆菌败血症

四、中医对发热的认识

发热亦称身热。早在《素问》里就有论及。发热在中医临床上广泛见于多种疾病，但归纳起来，无非外感、内伤两大类。外感发热，常因感受六淫之邪及疫疠之气而起；内伤发热，多由饮食劳倦及情志因素所致。

根据发热的表现和热型，也与西医一样，有不同的描述，如壮热、灼热、微热、发热恶寒、恶热、寒热往来、潮热、日晡发热，以及烦热、内热、头热、五心烦热、手足心热等。

五、两个自拟方（基本方）

一方（适用于风热犯肺、热结阳明）：岗梅、连翘、秦艽、金银花、苦杏仁、桑叶、银柴胡、青蒿。

二方（适用于外感传里，低热不退）：小环钗、银柴胡、白薇、倒扣草、桑白皮、地骨皮、稻芽、蝉蜕。

六、中西医退热处理方法比较

退热方法	西医	中医
原因治疗	查因治疗	辨证施治
退热药	适当使用解热药（含中药退热针剂）	常用汗法解表退热
物理降温	冰敷、冰帽、冰床或酒精擦浴	敷药液、抱冬瓜、置阴凉处等法
补充体液	滴注	食疗
治疗便秘	灌肠或润滑剂	下法（急下存阴）
特殊治疗	滴鼻、肛门给药、吸氧、必要时使用皮质激素	针刺疗法、气功疗法，还可用清、温、消、和、补法退热

（本文系在香港中医持续进修班上的讲稿）

西医应用中药临床思维与方法的探讨

中医药学是一门经历了几千年实践，不断提高的实用科学。中医药虽源于中国，但由于其实用而有效，早已被越来越多的国家吸收应用，从拒绝到承认，从空白到推广。而越来越多的患者，从世界各地远道而来，向中医或中西医结合医师求诊。中医药已为人类的健康作出越来越大的贡献。作为中国临床一线的西医生，脚踏在中医药宝库的福地，完全应该和可以发掘祖国医药的宝贵资源，充实自己的医疗技能，更快更好地做好防病治病工作，为建立有中国特色的中国现代医药学而努力。

一、西医用中药，大有可为

在中国当西医大夫不懂中医是不全面的，不应用中药是一种浪费。西医学习中医，有不少渠道。首先是当医学生时，已有简要的中医课程，执业后还有许多形式的"西学中"培训学习，只要感兴趣和主动学习，向中医老师求教和实践的机会有的是。

西医学习中医，首先要摒弃向不科学倒退的思想。其实，能治病就是科学。至于科学依据，有的已揭示，有的尚待揭示。

其次，还要摒弃西医搞中医难出成果的看法。作为临床医生，更快更好地治好我们遇到的疾患，就是成绩，至于出科研成果，西医使用中药，或许更容易出成果。

我学医和进修的老师中，就有不少有高深医学水平的西医专家，他们在临床用药时根据需要，中西并重，中西药选用，使其在医疗实践中如虎添翼。如南方医科大学教授、附属珠江医院神经内科专家、解放军中将级军医、中央首长保健医师田时雨，自上世纪70年代参加了广州中医学院第一届"西学中"班学习后，在临床中按病情需要广泛使用中药方剂，并研制了"正天丸"等中成药。再如中华医学会广东皮肤学会会长、中山医科大学皮肤科教授、中山医科大学附属第二医院皮肤科主任曾凡钦虽本科毕业后又留学外国，掌握着本专业的高尖理论和技术，仍在诊疗中应用以前学过的中药知识，按病情需要开中药处方，在他治疗"红斑性狼疮"的著作中，也专列了中药疗法。他们的成就也证明了中西医结合和并重的科学性。

二、浅释方理，简用方剂

我接触的西医同行中，他们有不少对学中医原有一股热情，但一接触到中医的理论，就退却，觉得"神乎神，耳不闻，口弗能言"，既高深难测，又疑其科学性。我不否认，我们已处在一个经济全球化，文化多元化，科学日新月异的社会，中医的理论有必要"与时俱进"。但我们临床一线的医生，本着重在实践的原则，可径直学习中药学和中医方剂学，然后融会贯通中医的辨证与西医的辨病，再选方用药。有位颇有成就的书法大师这样教我：时人学书法，常先习楷书，再学行草隶篆，但也可先学隶篆，待掌握了书法要领，再学其他，或许是捷径。我们既有现代医学基础，又已临床，其实也可从中切入，在实践应用中提高。通过对中药的学习，我们就知道中药的四气（寒热温凉）、五味（酸苦甘辛咸）、升降浮沉等，其实是颇具现代科学的，而中药的"归经"则可在实践中掌握，其实就是这种药适宜治什么病的问题。方剂学是必修的，自从汉代张仲景的方剂思维得到普及和发展，就引领了中医走上实用科学的正轨。

我国著名医学专家祝谌予（1914—1999）是先学中医再出国学习西医的临床专家和教育家，当年周总理曾亲自过问把他从云南调回北京执教行医。他中西医结合，研究和实践很有深度。他认为："中西医各有所长，亦各有所短，尽管形成的理论体系、诊断方法和病名不同，但可以通过辨证与辨病相结合之途径，统一于病人身上，只有相互结合和补充，才能提高疗效。"在临床中，他用小青龙汤类方（小青龙汤，小青龙加石膏汤，射干麻黄汤，厚朴麻黄汤等）主治呼吸系统疾病；把泻心汤类方（半夏泻心汤，生姜泻心汤，甘草清心汤等），仲景认为治疗"心下痞"的方剂，灵活运用于消化系统的疾病，如此推类就大为简化了临床西医对中药方剂的初步掌握。须知，中药复方是中医临证治病最基本的特点。他还总结出一个方剂通治多病的办法：如十味温胆汤加减治疗失眠、忧郁症、癫痫、神经官能症、精神分裂症、血管神经性头痛、月经失调、妊娠恶阻、更年期综合征、慢性咽炎等。又如以过敏煎为基础方，治疗哮喘、过敏性鼻炎、荨麻疹、药物性皮炎、紫癜性肾炎等。

为西医临床运用中药方剂提供了简捷的办法。

三、主药与药对的选用

中医处方用药，重视君臣佐使结构组合，但并不是一成不变，如独参汤、二陈汤、二至丸就不是。清代名医徐大椿说：一病必有主方，一病必有主药。现代科技已证明，金钱草治结石，茵陈退黄，五味子降酶，延胡索镇痛，麻黄素治喘，黄连素治痢，青蒿素治疟，虽然已"西化"，但都不能否认这些是中医历代积累的经验。

中医的"药对"，也称"对药"，是指两种中药组合使用或在处方中配伍应用，这是根据前人总结中药配伍的七情（单行、相须、相使、相畏、相杀、相恶、相反），在近代越来越多医生掌握使用的方法。如麻黄合桂枝，荆芥合防风，黄柏合知母，木瓜合牛膝，苍耳合辛夷，赤芍合丹皮，龙骨合牡蛎，夜交藤合合欢皮等。

有些药对，如女贞子合旱莲草（二至丸），甘草合桔梗（甘桔汤）等，本身就是一个方剂。药对对于单味中药来说，是一种学术经验的升华，对于方剂来说，它又是其基础或母方。但不管怎么认识，药对就是实用而有效。虽然药对没有像经方那样出于经典，但时行的药对已不少，每个老中医都有他自己掌握的行之有效的药对。

西医使用中药的临床思维，在掌握了中药的药性和一些常用方剂后，不妨逐步应用单味和药对，这可能是循序渐进和有效实用的方法。

四、西医灵活结合中医

中西医结合是我国医疗卫生事业发展的一个特色。合用中西两法治疗疾病，以争取既高于中医治疗也高于西医治疗的效果，是中西医结合的初步做法。正是这一点，得到了广大患者的欢迎，尤其是久病不愈的人。而作为临床西医大夫，从形式上做到很容易，但要达到提高疗效的目的，就要下一番工夫。

对于中医开展中西医结合，中医医院的原则是"能中不西，先中后西，中西结合"，而作为西医生不必反过来，也没有什么框框，视病情需要能提高疗效就是通则。例如治一幽门螺旋杆菌阳性的胃炎，西医已有系统的抗生素和保护黏膜药物，但胃的症状仍未改善，我们不妨用补中益气汤以解痉，改善胃肠功能，促进食欲。又如失眠，西医最有效的是安眠药，但患者并不欢迎，怕依赖成瘾，于是，我们可以先投以养心宁神的中药，这对于轻度的失眠患者就能解决。而重度的失眠患者，辅以中药后，原先用的安眠药，也就可以减少剂量，广州市脑科医院科研统计就证实了这一点。又例如，肿瘤科医生，对于放疗、化疗的患者，在疗程间期，往往给病人一些提高免疫力和改善症状的中成药，或开出一些中药方剂，这也是取长补短的结合。

五、利用优势，研发创新

西医大夫研究中医，使用中药，开展中西医结合的优势在于：其一，已掌握了现代医学的基础理论和研究方法，而过去写出中医经典著作的前辈名家当时没有掌握到；其二，中国的西医大夫有这个环境开展中西医结合工作，而外国的医生办不到。这两方面的优势就可以取得前人和当代外国人都得不到的成果。

前面提到的神经内科专家田时雨教授，他参加过西学中后，经过一段中西医结合实践就研发出正天丸、镇眩汤、头痛一号方剂，头痛方还根据疼痛的不同部位，加用不同的药物，这已体现出中药的归经了。祝谌予医家，在京城跟中医名家施今墨学成后，出国留学西医，"海归"后坚持中西医结合临床和教学，研制出降糖对药方、葛红汤、过敏煎等多种方剂，据评价，是"开创了以现代药理学结合中医理法方药组方的尝试"，我们从他拟的药方名称也可看出，这是颇有西医味的方名。此外，他还根据临床疗效，拟定了几十个对药。他对中西医结合的看法，也颇为客观："中西医只有相互佐证和补充，才能提高疗效。"祝老的这句话，其实也鼓励西医参与到中西医结合的实践中去。

生活、工作在中国的西医医生，面对祖国传统医药博大精深的氛围，有与中医和中西医结合医生共事的有利条件，又有应用中西医结合临床医疗的宽松环境，真应好好抓住机遇，为提高自己的医疗水平，为促进创立有中国特色的医药学作出贡献。

参 考 文 献

1. 谢竹藩. 关于中西医结合的方法论. 中西医结合学报. 2005，1（3）。

2. 侯占元 . 中医问题研究 . 重庆：重庆出版社 . 1990.10。

3. 王道瑞，薛钜夫，祝肇刚，等 . 祝谌予临证用方选粹 . 北京：人民卫生出版社 . 2008.1。

[本文原载《中外医疗》（2010 年 7 月），获中华中医药学会"2011 年全国中医药创新发展学术交流大会"一等奖]

中医用药引入西医辨病的临床效验

一、前人早有辨病用药的先例和效验

如明代医家李时珍用厚朴治疗霍乱，用山慈菇治痈肿疮瘘瘰疬结核；清代医家赵学敏用常山、草果截疟，用郁金、白矾治痫；近代医家张锡纯用川芎或牛膝治脑部充血头痛，用山楂治好月信至期不来。上世纪京城名医施今墨，用钩藤、牛膝治高血压病，用田七、丹参治心绞痛。凡此种种，用药的靶向，已是直指病症了。

当代医家在汲取前人经验的同时，更不断探索创新。被称为中医泰斗的邓铁涛老教授，用针刺阑尾穴加内服大黄牡丹汤治阑尾炎；施今墨的高徒，全国中西医结合名家祝谌予，自设方过敏煎，统治过敏性鼻炎、过敏性荨麻疹和过敏性哮喘；南方医科大学中西医结合名家田时雨和名老中医陈宝田研制的正天丸，就直治血管性头痛。

二、辨病用药是中西医结合的有效方法之一

有国外学者指出，中医学认识事物的方法是感应综合法，

具有明确的整体性特点，故能在对患者内部病理性变化不完全清楚的情况下，通过其外在表现从整体定性的角度加以确定治疗方案。中医是以疗效为生命的，如果我们掌握或获知了患者的内部病理性变化，那就不更有针对性地用药施治了吗？所以，当代的中西医结合的临床实践研究，已把中医的辨证与西医的辨病的结合，作为一种具体的结合方法加以研究。

在临床用药中，有急则治其标、缓则治其本及标本兼治之法。我们中医大多采用治本或标本兼治。但西医在治标的点对点的治疗，是对疾病能直接、迅速起效的手段，中医在必要时辨病用药，把西医的特点为我所用，既丰富了中医的治疗手段，又可预防因判证错误而全盘皆错的情况。

三、辨病用药可以发展中医，提高疗效

1. 通过辨病用药外国人可以从不理解到理解，从不接受到接受。

2. 西医可以从辨病用药来切入，学习应用中药治病，进而再了解中医的辨证施治。

3. 中医可以通过辨病用药的实践体验，补充和完善中医的治法治则，进而把中医理论体系与现代科技接轨。

4. 可以扩大中医的治疗领域，提高临床疗效。

四、辨病用药的理论支持

1. 前人的论述

清代医家徐大椿说：欲治病者，必先识病之名，而后求其

病之所生，又当辨其所生之因各不同，而病状所由异，然后考虑其治之法，一病必有主方，一病必有主药。

2. 方剂与药对的筛选

我国已有医药学家在密切结合临床的基础上，对一些方剂的有效药物进行筛选，拆方比较和药物增减比较，成绩可喜。例如有显著解热作用的白虎汤（石膏、知母、甘草、粳米），实验结果表明：单用石膏可使内毒素致热家兔体温下降0.3℃，而单用知母下降0.7℃，石膏知母合用则下降1.2℃。

3. 单味药有效成分的研究

一大批医药科学家已在长期埋头探索各种中草药的理化作用和对病患的直接效果。如五味子降肝酶、青蒿治疟疾、板蓝根抗病毒、川芎抗凝血、蛇毒抗风湿、附子改善循环、女贞子增强免疫力、人参促进造血和消化功能、青黛抗白血病等，在研究抗癌中草药中，已发现有200多种具有抑癌或延长肿瘤动物寿命作用。这给辨病用药提供了有力的支持。

4. 当代中医学家的体会

中国中医科学院治则治法研究所主任，全国名老中医周超凡，早就认为临证选用中药，可以参照现代病名。他指出，临证选药，主要应遵循中医辨证论治或中医辨病论治的规律。但是，由于目前部分求诊中医的病人，已经过西医诊治，故而已有西医的病名；另外有些"中医临证诊治规范"也以西医病名为序，这就给我们带来新的工作内容。

复旦大学同济医学院中医教研室主任、全国名老中医颜德馨在他《治疗内科急症的思维演绎》一文中说道，"辨证与辨病，推陈以出新"，提出采用"辨证与辨病相结合"的方法，对整个病情有了更全面的了解，把现代医学侧重病因和病理形态的诊断与中医侧重全身病理论的疾病反应状态的诊断结合起来，它既体现了中医辨证论治的精神，也探索出一些对证型有参考意义的客观指标，丰富了诊断的广度和深度。

当然，我们还要准确认识中医应用辨病用药的尺度与分寸，正如南京中医药大学教授、全国名老中医周仲瑛认为，病与证可以双轨并存，但不宜对号入座，生搬硬套。他还认为，随着现代中药药理研究的不断发展，既为中药的功能主治提供了佐证，也从西医辨病角度发现了一些新的治疗作用，假如能够按中医理论引入这些新的发现，就可更好地为我所用，充实、提高我们的用药水平。

五、辨病用药的诊断基础

1. 掌握现代医学的诊断知识。

2. 参考患者的既往病史。

3. 参考西医的各项检测资料。

4. 参考患者本次病患的西医诊断。

西医有些诊断，会让我们获取一些信息，如"股骨头坏死"，提供了位置和病理；"再生障碍性贫血"提供了病因；"肝硬化失代偿期"提供了病变的程度；"进行性肌营养不良"提供了病变的预后。

5. 如有可能，采集一些检查资料和数据。

6. 用望闻问切的诊疗技术，采集西医的诊断资料。

望诊：巩膜黄染（黄疸）、三凹征（肺功能下降）、鼓槌状指（慢性缺氧）、眼睑下垂（重症肌无力或先天性上睑下垂）、面具脸或慌张步态（帕金森病）、蜘蛛痣（肝硬化或肝癌）。

闻诊：进行性声嘶（声带病变或胸部肿瘤压迫喉返神经）、构音不清（脑部病变）。

问诊：扩大临床思维，增加有针对性的了解，如职业史、接触史、既往史、中西医用药史等等。

切诊：如脉搏短绌（心房纤颤）、足背动脉搏动减弱（血栓闭塞性脉管炎）。

六、辨病用药的中药选择

1. 了解前人的用药经验。

2. 总结积累自己的用药经验。

3. 了解中药的现代研究资料。

4. 走出性味归经的框框。

5. 选用有效药对。

6. 学习当代的有效方剂。

附方：

1. 血小板减少性紫癜验方（姜春华方）

党参、黄芪、当归、熟地、枸杞、首乌、白术、大枣、炙甘草。

2. 益心汤（颜德馨方，治冠心病心绞痛）

党参 15g，黄芪 15g，葛根 9g，川芎 9g，丹参 15g，赤芍 9g，山楂 30g，石菖蒲 4.5g，决明子 30g，降香 3g。

3. 过敏煎（祝谌予方）

银柴胡、防风、乌梅、五味子、甘草。

4. 胃、十二指肠溃疡基本方（邓铁涛方）

党参 18g，白术 12g，茯苓 15g，柴胡 9g，佛手片 5g，海螵蛸 15g，甘草 5g。

（本文系在香港注册中医持续进修课程班上的讲稿）

中医参与中西医结合临床实践

第一讲　中西医临床实验思维与诊断

一、导言——关于中西医结合

大凡两者结合，一般都是地位对等，门当户对，各有优势，才有结合的可能。结合后才能发挥更大优势，达到 $1+1=2$ 或 >2 的作用。中西医的结合，正符合这种条件，有这样的可能。

无疑，西医是当今世界最先进、发展最全面和迅速的医学，中医能与之结合，亦说明中医具有西医所没有或不及的优势。中医的优势在于，有其特有的理论体系和方式方法，并且不间断地传承发展，加上中药经过 2000 多年的应用，而且是应用于全球人口最多的国家，其有效性和安全性已充分肯定。再加上，近百年来中西医结合的实践也逐步证实中西医结合的可行性和实效性。

在中国，中西医结合已势在必行，已逐步开花结果，比国外单纯的西医和旧时的中医效果更彰显，其理论和实践水准更大为提高。

二、中西医的临床实验

中医的临床实验其实也是很科学的。阴阳五行学说是来自观察自然界的现象和物质基础而得来的，中医还应气候、区域、生活习惯的不同而采取不同的辨证施治。而西医，虽然随着科学实验的发展，在现代发展较快，但仍在自觉或不自觉中接受和运用中医理论，如阴阳、治病求本、整体治疗等等。其中，治病求本的中医思维其实是促进了西医的发展。例如，对于免疫力低下的感染性疾病，已逐步注重和使用提高免疫力的方案和药物，对于遗传性和先天性疾病，已重视婚前体检和优生检查，对痔疮病症，已重视使用促进静脉回流药物，对冠心病，不但在梗死时使用溶栓和支架扩张，更重视动脉硬化的预防。

在整体治疗方面，我们也可以从香港和内地逐步重视和健全家庭医生计划和全科医学系统而得到了解，在内地某些规模较大的医院，已增设老年病科，把有经验的心血管科、神经科、内分泌科的医生调在一起，对老年人的各科共有疾病进行综合、整体治疗，更证明西医逐步重视整体治疗。

三、中西医临床诊断思维

中医的辨证与西医的辨病是两种不同的临床思维和认识疾病的方法。

中医辨证主要从宏观的整体方式推理、分析、判断，具体操作是"望闻问切，八纲辨证"。

西医辨病以解剖学为基础，从微观病理改变所出现的资料为依据，具体操作是"视触叩听，查，验"。

用中医的辨证方法指导的临床治疗，有综合、系统、整体的观念，不会因治了鼻塞，忘了治头痛；不会让病人看完呼吸科，又去看耳鼻喉科，一剂药投入，就可以整体兼顾治疗。不足之处是定位不精确，病证判断常凭病者的症状为依据，辨证施治的效果与医生的经验和掌握运用有很大关系。

用西医的辨病方法指导的临床用药，规范性强，施药准确到位，量化判断效果清楚，易于作诊断性治疗，药物可不断发明，诊断方法可不断创新。不足之处是，诊断多考虑局部用药，片面针对病理改变部位，因而常使病人出现看病要同时看几种，服药要同时服两个以上医生开出的药。另一方面，西医对未规范诊断的疾病和边缘学科、跨科疾病没有中医的处理灵活，甚至出现无药可用的情况。

总的来说，中医的临床诊断思维，因有流派、师传不同和习医者对学习、吸收和理解不同而很不一致，疗效也差异很大，这样，也使一些医术卓越者被忽略，不能发挥更大作用，也易令其经验被埋没无以传承。

西医的临床诊断思维，因有不断更新的医学理论为指导，加上有分科别类的世界卫生组织，所以，易于同步发展，出现长江后浪推前浪，一代更比一代强的可喜现象。

若中西医实行取长补短的结合，其诊断思维就可让学习了中医的西医医生和接受了西医的中医医生有一种更完善而又不僵化的临床诊断思维。

第二讲　西医实验与中医经验

任何科学工作，都离不开前人的经验遗产和自己的实践经验。在中西医结合方面，目前，不但中西医的研究人士和中西医结合医生在研究和实践，中医和西医的临床医生中也有越来越多的人在实践中探讨。如今，中医与西医的隔阂变得越来越小。

通过西医的实践，结合中医的经验，已给中医理法方药的解释和充实提供了广阔的空间。

一、对中医脏腑学说的重新认识

例如：肾的作用，经实验研究，确实与痹痛、骨质疏松、耳鸣耳聋、脱发齿摇、尿后余沥或尿失禁、咳喘、性功能减退、不孕不育有关联。

脾的作用，经实验研究，发现与消化、内分泌、神经、免疫、物质代谢、血液、肌肉运动等都有关联。但又有学者提出，如按脏腑机能，可能以胰腺来代替脾或会更准确。

关于经络研究，虽然至今经络现象形成机制还未阐明，但已有一个初步的共识，即：①用解剖手段和分析是不可行的；②中医学对人体的认识具有隐形形态结构的特征；③需要寻求新的科技手段来探索。

二、对中药临床应用的重新认识

1. 已对目前使用的大部分中草药的药效进行了科学的研究，

发现这些中草药确实分别有抗（抑）菌、镇痛、镇定安神、强心定喘、发汗解热、利尿消肿、强壮身体、补血生精、健胃消食、滑肠通便、抗病毒、抗肿瘤等作用，单是有抗肿瘤作用的中草药，就有 200 多种。

2. 对药物的归经已灵活掌握，不受过去的条文约束。如鱼腥草（肺经）、百部（肺经）、秦艽（肝、脾、胃、胆经）、绵茵陈（肝、胆经）、三棱（肝、脾经）、莪术（肝、脾经）、大蓟（心、肝经）、女贞子（肝、肾经），目前对这些药物的使用，反证了所述归经是不全面的。

3. 用科学实验确认中药方剂的作用，使用经方、时方或研发新方制造中成药供临床应用。

三、用科学验证思维指导处方用药

1. 用数据测定肾虚证，对西医认为不同关系的 6 种病（功能性子宫出血、支气管哮喘、妊娠中毒症、红斑狼疮、冠心病、神经衰弱）均进行补肾治疗，取得效果。

2. 参照西医提示，用相应的中药治疗，取得效果。

溃疡病——收敛药

眼底出血——止血凉血药

流感——抗病毒药

颅压升高——利尿药

白细胞减少——增加白细胞药

结核病——抗结核药

免疫力下降——免疫力增强药

3. 参照西医诊断提示，按不同阶段用中药对症治疗

子宫肌瘤——供血丰富者用止血法、散结及戒口的方法

胆结石——利胆消食加健康教育

高血脂——消脂、运动及戒口

癌症——中西医结合，分主次阶段治疗

乳腺病、经前乳胀者——利用抑制泌乳素中药治疗

盆腔积液——用抑菌药或利水药

顽固性皮肤病——不抗拒西药，兼用中药

重症肌无力——不反对胸腺手术，术后用中药

高血压、甲亢和糖尿病——不反对长期用西药，对疗效不好或副作用大者，用中药辅助治疗

失眠——逐步减西药，渐用中药、针灸、按摩综合疗法

咳嗽——初起发热，未用过西药者，应重用清热药；反之，应多用化痰止咳药

反复或持续低热——应停用西药，观察实际热型，再辨证施治

第三讲　中西药药性比较与疗效

一、中药和西药是在各自理论体系指导下用于临床

中药和西药是在各自理论体系指导下用于临床的，因而，有些是不可比的，但亦有可比之处，如：

1. 西药药理作用多为单向作用（如降糖药、降血压药、平喘药、止血药等）。

而中药有相当部分是具有双向调节作用的。如人参能降血压，又能升血压；当归能活血，又能止血；生地能凉血，又能补血；白术能止泻，又能通便。

2. 西药药理多为直接作用（如抗生素、驱虫药、抗肿瘤药等），而中药药理多为间接作用（通过调整经脉脏腑功能，达到治病目的）。

3. 西药多研究其化学药性，中药多研究其物理药性。

4. 西药的诊断用药，有缜密的验证和规律。中药的诊断用药，在未走向中西医结合之前，尚处于继承和探讨经验为主。

5. 西医对有些病虽有明确诊断，但无有效药物，中医对有些病虽无明确诊断，但有不同的方药治疗。

二、临床疗效是中医药生存和发展的生命

临床疗效是中医药生存和发展的生命，同样，要发展中医药，中药更要密切结合临床疗效走上科学发展之路。

我国的中医药科研工作者，已能借鉴循证医学的原理和方法，建立中医药临床疗效数据库，进行设计严格、规范的前瞻性临床试验，从有效性、安全性、卫生经济学、伦理学等方面，正确、客观地综合中医药临床疗效，以最大的限度来展示中医药的疗效优势，这样，可以有助于建立体现中医药的优势和特色，促进中西医结合，同时又被国际认可的疗效评价体系。

对于目前应用于临床的相当一部分中药，我们不但可以继承前人的经验，也可以用现代科研获取更多的信息。如：

人参：

①抗循环衰竭（补宗气）。

②同化作用（促进蛋白合成，提高机能）（补气）。

③增强免疫（扶正气）。

④促进造血功能（补血）。

⑤促进消化功能（补脾）。

⑥促进性腺机能（补肾）。

附子：

①改善循环（强心、抗休克）。

②抗风湿（除痹）。

③促进胃液分泌（增强胃动力）（补脾）。

女贞子：

①强心（补宗气）。

②强壮作用（补肾、健脾）。

③增强免疫及升高白细胞（扶正气）。

川芎：

①抗凝血（活血）。

②改善微循环（行气、活血）。

以上例子，已足以使现代医学的药物研究专家对古老的中医药刮目相看。其实，有人已经或正在研究、发掘、探讨和开发出用于西医临床的新药，如青蒿素、黄连素、延胡索乙素，以及川芎、丹参、田七、杞子、红藤、灵芝、冬虫草、蛇毒、北芪、毛冬青、柴胡、仙鹤草、益母草、薏苡仁、金银花、鱼腥草、番泻叶、骨碎补等药物疗效的新发现。

第四讲　中成药与中药西制

中成药是在中医药理论指导下，以中药材为原料，按照政府药品管理部门规定的处方、生产工艺和质量标准制成一定剂型的药品。

中成药是我国历代医药学家实践总结的有效方剂的精华，具有疗效显著、便于携带、方便使用、副作用少的特点。

中成药的常用剂型分两大类：

传统剂型：丸、散、内服膏剂、酒剂、露剂、胶剂、膏剂等。

现代剂型（中药西制）：颗粒剂、片剂、注射剂、胶囊剂、合剂、气雾剂等。

剂型的选择常遵三效（高效、速效、长效）、三小（剂量小、副作用小、毒性小）和五方便（生产、运输、储存、携带、使用方便）的原则。

近年来，大量新理论、新技术被中药现代研究采用，各分支学科触及的广度、深度日益扩大，研究的精度大大提高。药用植物学、中药鉴定学、中药炮制学、中药化学、中药药理学、中药药剂学等，已逐渐成熟。

应用化学对中药复方的研究，能从本质上研究处方中的药效物质基础，探索复方制剂化学成分的变化规律，揭示中药方剂配伍的科学内涵，达到优化处方、改革剂型、建立科学制剂工艺，从而使中药现代化得到质的提高。

其中，对中药复方煎剂的研究，就能发现中药方剂和各药物配伍的确切作用。例如，"生脉饮"，人参、麦冬、五味子三药合煎，有益气复脉、养阴生津的作用，若将三药分煎，再将药汁混合饮用则疗效不好。原来，三药合煎过程中，用化学方法测出，煎后能产生出新物质5-羟甲基糖醛。这种物质，对心肌缺血有明显改善作用（当然，分煎合饮效果不能完全否定）。又如"当归补血汤"，方中"五倍黄芪归一份"是否合适，有学者测定，若固定当归分量，增加（2倍、3倍）或减少（半量）黄芪，均不能增强免疫功能。由此，证实了该方剂量的科学性。

很早以来，就有人尝试，在中成药的处方中加入西药，以提高疗效，这也是中西医结合的一种形式，但这并不是一条必由之路。

方剂介绍：

保济丸：广藿香、苍术、白芷、化橘红、厚朴、菊花、蒺藜、钩藤、薄荷、茯苓、薏苡仁、神曲、稻芽、木香、葛根、天花粉。

五淋化石丸：广金钱草、鸡内金、泽泻、琥珀、黄芪、石韦、海金沙、延胡、甘草等。

乌鸡白凤丸：乌鸡（去毛、爪、肠）、人参、黄芪、山药、熟地黄、当归、白芍、川芎、丹参、鹿角胶、鳖甲、地黄、天冬、香附、银柴胡、芡实、桑螵蛸、煅牡蛎、甘草。

安宫牛黄丸：牛黄、水牛角浓缩粉、麝香、黄连、黄芩、栀子、雄黄、冰片、郁金、朱砂、珍珠。

消炎利胆片：溪黄草、穿心莲、苦木。

消渴丸：地黄、葛根、黄芪、天花粉、五味子、山药、玉米须、格列本脲。

感冒清胶囊：南板蓝根、金盏银盘、岗梅、山芝麻、穿心莲、对乙酰氨基酚、盐酸吗啉胍、扑尔敏。

复方感冒灵：金银花、五指柑、三桠苦、南板蓝根、岗梅、对乙酰氨基酚、扑尔敏、咖啡因。

柴胡注射液：柴胡。

清开灵注射液：胆酸、猪去氧胆酸、黄芩苷、水牛角粉、金银花、板蓝根、栀子、珍珠母。

复方丹参滴丸：丹参、三七、冰片。

附：复方丹参滴丸药理作用

药效学试验表明，本品可使垂体后叶素所致的大鼠缺血性心电图改善，使体外血小板聚集率降低，使离体大鼠心脏冠状动脉流量增加。本品可使右旋糖酐所致的高黏滞血症模型大鼠的红细胞最大变形指数增高。可使高脂血症模型家兔的甘油三酯、胆固醇、低密度脂蛋白降低，高密度脂蛋白增高，使颈动脉粥样斑块形成及内膜增生抑制，细胞黏附分子－1表达抑制。

第五讲　中医医生开展中西医结合实践的思路

执业中医随着不断接触现代科技，以及不断参加更新医学知识的持续专业培训，已经自觉或不自觉地把现代科技融入中医，进行着中西医汇通了。

尽管每个地方的医疗管理与中西医结合发展的步子并不相同，但是，凭着中医同道的智慧，我们大可把西医的可用之处，变通为我所用。

比如，我们了解了西医的辨病思维、检测手段、诊断依据，以及对疾病的预后转归后，就可以融入中医临床的辨证思维，施治理念，甚至健康教育。

在第二讲，我们已经探讨过"参照西医病因提示，用相应的中药治疗"和"参照西医诊断提示，按不同阶段用中药对症治疗"。下面，我们再作如下探讨：

1. 根据西医对某些疾病常用检查项目，我们可以建议病人在服用中药的同时，到医院或化验所检查或复查，以佐证我们的诊断或在治疗期间（阶段）中医的治疗效果。

附：常见病常选检查项目

肺：X线、MR、支气管纤维镜（活检）、痰和胸液检查。

肝、胆、脾、胰：超声波、CT 或 MR 穿刺活检、介入检查。

肾、输尿管、膀胱、前列腺：尿常规、超声波、CT 或 MR、纤维镜或穿刺（活检）。

脑：CT 或 MR、脑电图。

子宫及附件：超声波（腹面或阴式）、纤维镜（活检）、CT 或 MR。

乳腺：超声波、X线、红外线、穿刺。

鼻咽：间接或纤维鼻咽镜（活检）、CT 或 MR。

2. 对于西医对许多疾病经过大量的随访、统计和死因回顾调查总结的规律，我们也可以逐步了解掌握，使我们对中医相关诊断的病症的疗程、转归和预后，更加心中有数。例如：

同是中风病，出血性比缺血性预后差；

同是肝炎病，乙肝比甲肝病程长；

同是肾炎病，慢性比急性预后差；

同是糖尿病，1 型比 2 型难治；

同是红斑狼疮病，系统型比皮肤型难治；

同是急性淋巴细胞白血病，成人发病比儿童发病预后差；

同是心脏束支传导阻滞，左比右严重；

同是胃出血，胃底静脉破裂出血比溃疡出血严重；

同是结肠炎，溃疡型比过敏性难治；

同是乳腺病，纤维瘤比乳腺增生难治；

同是月经痛，子宫内膜异位所致比原发性痛经难治；

同是阳痿，器质性比心理性难治；

同是青光眼，闭角型比开角性严重；

同是鼻塞流涕，鼻窦炎比慢性鼻炎或鼻敏感难治；

同是一个病症，器质性比神经官能症难治；

同是一种病的诊断，病理诊断比影像诊断准确。

3. 关于现代医学提出的健康教育，其实中医一直在做，"治未病"和"戒口"就是代表，但融入现代科技，扩宽健康教育内容，也是当前一个课题。这方面，中医骨伤科已做了表率，把解剖学和骨伤病理融入了护理医嘱。至于"戒口"，我们也应该逐步加入科学依据的内容。

4. 广东省有一位中医康复科主任，最近发表文章强调，诊断脊椎疾病须有三个步骤：问诊、触诊、照 X 片。并提供了一个图示。在此，我们足以看到，中医骨伤科早已在中西医结合中游刃有余了。

结语：我们在本讲探讨了以中医临床角度开展中西医结合的多种方式，这些有一定的可行性。

当前，中医的地位在国际越来越得到承认和重视。对中西医结合的探讨，已不仅是中国的中医和西医，外国的西医也提出来了，世界卫生组织也逐步关注这个课题了。

只要中西医能互相理解，逐步找到共识，取长补短，一个以中西医结合为基础的全新的医疗体系将逐步形成。

（此系列讲座系 2011 年在香港注册中医持续进修课程班上的讲稿）

疑难痛症的西医诊断与中医治疗

一、慢性疲劳综合征

（一）西医治疗

慢性疲劳综合征（美全国疾控中心 1987 年命名）是指原因不明的以长期极度疲劳为突出表现的综合征。本病过去称为病毒后疲劳综合征、冰岛病、流行性神经肌痛等。西医把此病归类于神经内科的骨骼肌疾病，与进行性肌营养不良、重症肌无力同类。严重者过劳死。

1. 临床表现

全身疲劳，活动耐力下降，体力活动后恢复延迟，脑力疲劳等。

2. 诊断要点

（1）主要标准

①除外系统性原因。

②新发生的持续性或复发性严重疲劳历时 6 个月以上。（1995 年美国立卫生研究院金标准）

（2）次要标准

①头痛。

②睡眠紊乱。

③精神症状。

④游走性关节痛。

⑤不可解释的肌无力。

⑥肌痛。

⑦喉痛。

⑧淋巴结痛。

⑨疲劳阻碍日常活动。

⑩疲劳突然发生。

⑪发热。

3. 体检标准

①低热（口温 37.6℃～38.6℃）。

②非渗出性喉炎。

③颈部或腋部淋巴结压痛。

以上应具备两个主要标准，并同时具备至少 6 个次要标准或至少 2 个体检标准；或具备两个主要标准并同时具备至少 8 个次要标准，才能作出诊断。

4. 治疗要点

西医目前缺乏特效治疗。

可采取低强度循序渐进的锻炼，疗养。

（二）中医治疗

1. 方药

①逍遥散（辨证加减）。本方有增加心、脑、肾的营养性血流量作用。

②补中益气汤。本方有一定的强心效应和抗脑缺氧作用。

③六味地黄汤。本方有改善肾功能、兴奋性功能、抗衰老、耐缺氧作用。

④十全大补汤。

2. 食疗

3. 气功

二、红斑肢痛症

（一）西医治疗

红斑肢痛症，又称为肢体红斑病，是一种少见的病因不明的阵发性血管扩张性周围植物神经疾病，属于神经内科中自主神经系统疾患范围。其临床特征为肢端皮肤温度升高，皮肤潮红、肿胀，产生剧烈烧灼样疼痛，尤以足底足趾为著，周围环境温度高时则灼痛加剧。部分病系继发于高血压、糖尿病、多发性硬化等。

1. 诊断要点

（1）多见于中青年，男女均可发生，男略多于女，寒冷为诱因。

（2）主要症状为肢端，尤其足趾、足底的红肿热痛。

（3）疼痛常为阵发性烧灼样剧痛。喜冷拒热，休息、抬高患肢或暴露于较冷环境可减轻症状。

（4）小剂量或单一剂量的阿司匹林能特异而快速地减轻或消除症状。（此为特征性诊断标准）

诊断性治疗：重症肌无力：新斯的明；痛风：秋水仙碱、双氯芬酸类。

（5）如不治疗，此病常不断进展，肢端可发绀、变凉、坏死。

鉴别诊断：痛风、风湿肌炎、风湿性关节炎、脉管炎、雷诺氏病。

2. 治疗要点

（1）急性期卧床休息，抬高患肢，局部冷敷。

（2）口服阿司匹林及β受体阻滞剂等，肾上腺皮质激素冲击短期治疗能控制症状。

（3）封闭疗法。

（二）中医治疗

（1）龙胆泻肝汤（对症加减）：龙胆草、栀子、黄芩、柴胡、生地、车前子、泽泻、木通、当归尾、甘草、丹皮。

现代药理学研究证实，本方有抗炎、抗菌、护肝、镇静作用，并有利尿、止血及抗组织胺作用。

（2）验方：桑枝、地骨皮、白茅根、丝瓜络、木瓜、牛膝、秦艽、黄柏、生苡仁、茯苓、甘草、生地黄。

三、三叉神经痛

（一）西医治疗

面部三叉神经分布区域内反复发作的、短暂的、阵发性剧痛称为三叉神经痛。此痛属于神经内科脑神经疾患。三叉神经痛可分为原发性与继发性两类。原发性三叉神经痛即一般所称的三叉神经痛，多无明确的病理损害，部分患者可发现三叉神经供养血管的扭曲压迫等；继发性三叉神经痛有明确的病因，如颅底肿瘤、脑膜炎、脑干梗死、多发性硬化等。

1. 诊断要点

（1）面部三叉神经一支或多支分布区域内突发的电击样剧痛，以第二、第三支发生率最高，单侧多见。

（2）发作前无先兆，呈闪电式，历时数秒至数十秒，可有发作"触发点"，严重者洗面、刷牙、说话、吞咽、咀嚼等均可诱发。

（3）原发性三叉神经痛发作间隙期完全正常，神经系统无阳性体征；继发性可伴有其他神经系统症状和体征。

原发性三叉神经痛与偏头痛的鉴别（第一、二支时）

	原发性三叉神经痛	偏头痛
性别与年龄	40岁以上女性多见	年青女性多见
发作先兆	无	常有
疼痛性质	电击样、火烙样	搏动性痛、跳痛、胀痛
发作时间	多在日间	多在上午
持续时间	数秒至数分钟	数小时，甚至一至两天
直立位	（疼痛）无改变	疼痛加剧
扳机点	有	无
药物反应	苯妥英钠有效	麦角胺有显效
遗传性	少见	较多见

2. 治疗要点

（1）去除病因。

（2）药物治疗。以止痛为目的，如卡马西平、苯妥英钠等，伴用营养神经药物，如维生素 B_1、维生素 B_{12}、三维 B 等。

（3）神经阻滞治疗。

（4）手术治疗。如三叉神经血管减压术、三叉神经周围支切断术等。

（5）物理治疗。

（二）中医治疗

（1）针灸疗法。针刺、耳针、磁疗贴、穴位按摩。

（2）方药

①川芎茶调散：川芎、荆芥、白芷、羌活、细辛、防风、甘草、薄荷。

现代药理研究证实，本方有镇痛、镇静、抗炎、解热等作用。

②头痛方：血府逐瘀汤加减。桃仁、红花、当归、生地、川芎、赤芍、牛膝、桂枝、枳壳、柴胡、甘草。

本方经西医神经内科长期应用，确有疗效。

（3）成药：七叶神安片（以田七的叶为主药）。

四、月经性头痛

（一）西医治疗

月经性头痛属于妇女经前期综合征（PMS）其中的一个症状。常发生于月经周期的排卵后期，一般于经前 7～10 天出现，并于月经开始数小时内消失。

PMS 是一组躯体、情感、认识和行为的功能失调。有人于 1985 年指出，PMS 有 150 多种症状，归纳为两组。一组是躯体症状：常见为腹胀、乳房胀痛、盆腔痛、头痛、体重增加、大便习惯改变等；另一组是心理症状：常见为烦躁、沮丧、焦虑、紧张、缺乏集中意向、嗜睡、失眠、食欲及性欲改变等。正常妇女经前无症状者占 10%～15%，有轻微一种或多种症状者占 50%。自觉症状较重或影响日常生活者即为 PMS，其发生率约占 30%～40%。

1. 发病因素

PMS 至今病因不明。可与精神、内分泌、水潴留、内啡肽、5-羟色胺、前列腺素、维生素、微量元素、饮食等有关。实验证明，月经性头痛与内分泌失调有明显关系。

2. 症状

在神经内科分类中，月经性头痛属于紧张性头痛项内，紧张性头痛前称肌肉收缩性头痛、神经性头痛、精神性头痛。头痛性质为胀痛、压痛、束紧感。头痛部位在头顶部、前额部、双侧太阳穴、枕部、颈部或弥漫性全头痛。

3. 治疗

（1）药物

①止痛药。

②镇定药。

③维生素。

④激素（雌二醇、黄体酮等）。

（2）饮食与忌口

多食富含碳水化合物食品，少服致精神兴奋饮料。

（3）休息

（4）手术

切除双侧卵巢，甚至连同子宫切除。

（二）中医治疗

（1）中药

通窍活血汤（《医林改错》）：桃仁、红花、川芎、赤芍、生姜、大枣、老葱、麝香、黄酒（加减：二至丸、茯神、远志）。

血府逐瘀汤（《医林改错》）：桃仁、红花、当归、生地、川芎、赤芍、牛膝、桔梗、柴胡、枳壳、甘草。

（2）其他治疗

针灸、按摩、敷贴治疗等。

（3）食疗

以中药天麻、田七、川芎、白芷、百合等分别炖、煲肉类。

五、无先兆性头痛

（一）西医认识

无先兆性头痛与有先兆性头痛均属于神经内科中头痛大项的偏头痛项内。有先兆性头痛为典型偏头痛，无先兆性头痛则称为普通偏头痛，是偏头痛中最常见类型。

1. 症状特征

①无先兆突然发作，头痛部位在偏侧，也可双侧，呈搏动性。

②头痛可以自行缓解或服药后缓解，不留后遗症。

③头痛可反复发作。

2. 诊断

符合下列 2～4 项，至少发作 5 次以上，可诊断为本病。

①如果不治疗，每次发作持续 4～72 小时。

②具有下列特征，至少 2 项：a. 单侧性；b. 搏动性；c. 活动被强烈抑制，甚至不敢活动；d. 活动后头痛加重。

③发作期间有下列之一：a. 恶心和呕吐；b. 畏光和畏声。

④无其他已知的类似疾病：a. 病史和躯体的其他方面正常；b. 无其他类似疾病（排除颅内动脉瘤、血管畸形、脑内肿瘤和痛性眼肌麻痹、额窦炎等）。

3. 西医治疗

①发作时以止痛为目的

轻：必理痛、芬必得。

中：麦角胺、曲马多。

重：可待因、冬眠灵。

②发作间期给予预防药

西比灵、心得安、丙戊酸钠等。

③其他治疗

注意休息，减少心理负担，减少服食刺激兴奋性食物。

（二）中医治疗

（1）血府逐瘀汤加减（见前）。

（2）正天丸。

（3）辨证施治，按部位用药参考：

前额（阳明）：白芷、葛根、升麻。

后头（太阳）：羌活、独活、荆子。

巅顶（厥阴）：藁本、吴茱萸、细辛。

眉棱骨：防风、黄芩、荆子。

颞侧（少阳）：左：柴胡、红花、生地、龙胆草、栀子、羚羊角；右：黄芩、葛根、川芎、细辛。

六、青光眼头痛

（一）西医治疗

青光眼是指眼内压力间断或持续升高的一种眼病。青光眼的主要表现为早期的眼压升高和晚期的视乳头萎缩凹陷，导致视力不可逆的损害。由于眼压升高，常会出现患眼同侧头痛，此时易被误诊为偏头痛或感冒头痛，尤在早期和慢性期间。

青光眼在临床上分原发性、继发性和先天性三种。原发性多为双侧性（先后发病），病因未明确，有遗传可能，早期易误诊。

1. 临床体征

结膜水肿，睫状充血或混合充血；角膜水肿雾状混浊；瞳孔扩大（椭圆形偏向一侧），对光反应消失；前房变浅；眼底不易窥见；指测眼压升高，眼压计测眼压明显升高（正常为23mmHg）。

2. 西医治疗

①缩瞳。

②脱水。

③药物抑制房水生成。

④手术改善房水循环。

（二）中医治疗

中医称青光眼为"绿风内障"，民间有称"绿水灌瞳仁"。下面介绍几个治青光眼头痛、眼球胀痛方。

（1）清震汤（《审视瑶函》）：升麻、赤芍、甘草、荆芥、葛根、薄荷、黄芩、荷叶、苍术。

（2）绿风羚羊饮（《医宗金鉴》）：玄参、防风、茯苓、知母、黄芩、细辛、桔梗、羚羊角、车前子、大黄。

（3）丹栀逍遥散。

（4）知柏地黄丸。

（5）石斛夜光丸。

七、痛性肥胖症

（一）西医治疗

痛性肥胖症又称痛性肥胖，表现为皮下脂肪异常堆积并伴该部位神经的自发疼痛，病因不明，可能与下丘脑、内分泌障碍、自主神经功能紊乱、免疫功能障碍等有关。属于一种少见的植物神经病。

1. 诊断要点

（1）多发于绝经后妇女，且常有停经过早、性功能早退情况。

（2）表现为肥胖基础上出现痛性结节或痛性脂肪块。脂肪多积于躯干、颈部、腋部及腰臀部，脂肪块由柔软逐渐变硬。

（3）随着病情加重，出现麻木无力、发汗异常等症状。

（4）疼痛为针刺样或刀割样剧痛，呈阵发性或持续性。

（5）伴有关节痛、精神症状等。

2. 鉴别诊断

与多发性神经纤维瘤和皮下脂肪瘤鉴别：前者多发于中、青年，皮肤可出现多个色素斑（牛奶咖啡斑），瘤可多达百个，可导致神经受压，活检可确诊；后者无自发性疼痛，部分可有触压痛。

3. 治疗

（1）以对症治疗为主，如卡马西平或一般止痛药。

（2）控肥或减肥。

（二）中医治疗

（1）以治本为主，辅以透络通经止痛之药。中医认为，肥胖以本虚标实为主，本虚是脾肾气虚，标实是痰浊膏脂。

胃热型肥胖：小承气汤合保和丸。大黄、枳实、厚朴、神曲、山楂、半夏、陈皮、莱菔子、云苓、连翘。

痰湿型肥胖：导痰丸。半夏、茯苓、橘红、胆南星、枳实、甘草、生姜。

（2）针灸或穴位按摩。

（3）运动消耗减肥。

八、乳痛症

（一）西医治疗

乳痛症是乳腺轻度增生的表现，病理见结缔组织水肿，周围性乳腺小叶发育及轻度增生，属功能性的改变。但也是乳腺腺瘤和乳腺囊性增生的前期病变。

1. 临床表现

（1）乳房一侧或双侧呈胀痛或刺痛。

（2）具有周期性，常发生或加重于月经前期，但也有少数患者无周期性，呈持续性胀痛。

2. 鉴别诊断

（1）急性乳腺炎：见于产后哺乳妇女，尤以初产妇为多。

（2）乳腺囊性增生：多发于 40 岁左右，呈多个大小不一的囊肿，囊肿大时有压迫疼痛，可抽液或 B 超等确诊。

（3）乳腺癌：以 40～60 岁居多，多发生在乳房的外上象限，其次是乳头、乳晕和内上象限，早期不痛，晚期才有肿瘤压迫疼痛。

3. 治疗

（1）乳罩托起乳房，部分可减轻疼痛。

（2）5％碘化钾口服。

（3）部分学者建议用雄激素抑制雌激素。

（二）中医治疗

中医认为此证属肝郁气滞，肝郁不舒，气滞痰凝，宜疏肝理气、化痰散结。

方药：

（1）逍遥散。

（2）验方：柴胡、青皮、郁金、川楝子、丹参、白芍、全瓜蒌、云苓、山慈菇、白术、麦芽。

（3）成药：乳核散结片。柴胡、当归、黄芪、郁金、山慈

230

菇、漏芦、昆布、海藻、淫羊藿、鹿含草。

（4）其他：磁贴。

九、癌性疼痛

（一）西医治疗

癌性疼痛又称癌症疼痛，是指癌肿浸润、压迫周围组织或神经所引起的疼痛。癌性疼痛发生于多系统，尤以肝、骨骼、肺、胃、肠、胰等脏器为多。其中包含抗癌治疗后出现的有关疼痛。

1. 诊断

（1）有癌肿病史，尤其是未得到控制的癌症。

（2）疼痛性质多为剧烈、持续、渐进。

2. 治疗

（1）抗癌治疗。

（2）镇痛药治疗。采用"三阶梯止痛用药原则"。

轻度：非阿片类止痛药＋辅助药物。

中度：弱阿片类止痛药＋非阿片类止痛药＋辅助药物。

重度：强阿片类止痛药＋非阿片类止痛药＋辅助药物。

（3）阻断神经传导。

（4）心理治疗。

（二）中医治疗

中医把此症多归为"痛症"范畴。发病机理为经气失输，血行受阻，正气虚弱。应辨证施治，控制癌肿或改善症状。

1. 癌性止痛药物治疗

鼻咽癌　头痛：蜈蚣、钩藤、全蝎、僵蚕、藁本、延胡索。

舌癌　舌痛：丹皮、赤芍、细辛、青黛、六神丸。

喉癌　咽喉痛：六神丸、喉风散。

胃癌　胃痛：延胡索、降香、五灵脂、乌头、荜茇。

肠癌　腹痛：延胡索、五灵脂、生蒲黄、沉香、乳香、莪术、厚朴、乌药、川楝子、木香、八月札、芍药。

肝癌　肝痛：降香、延胡索、郁金、乳香、川楝子、苏木、两面针、徐长卿、云南白药。

乳腺癌　胀痛：柴胡、郁金、青皮、川楝子、白芍、香附。

恶性淋巴瘤　淋巴结肿痛：犀黄丸、小金丹。

骨癌　疼痛：川草乌、徐长卿、细辛、全蝎、蜈蚣。

脑瘤　头痛：藁本、白芷、细辛、全蝎、蜈蚣、骨碎补、乳香、没药、桃仁。

膀胱癌　尿痛：萹蓄、瞿麦、栀子、大黄、冬葵子。

据药理研究发现，下列中药具有镇痛作用：延胡索、罂粟壳、制附子、细辛、桂枝、汉防己、川芎、丹参、当归、防风、白芍、白芷、吴茱萸、徐长卿、蔓荆子、藁本、薄荷、秦艽、豨莶草、乳香、牛膝、独活、两面针、威灵仙、王不留行、香附、郁金、秦皮、山慈菇、蛇舌草、鸡血藤、鸡骨草、金钱草、络石藤、茜草、鹅不食草、八月札、千斤拔、丝瓜络。

2. 其他疗法

使用贴膏剂、按摩、针灸等疗法。

（本文系赴香港为注册中医持续进修课程班讲课稿）

232

中药治疗神经系统疾病

——跟师中西医结合专家田时雨教授经验小结

田时雨教授1961年毕业于哈尔滨医科大学医疗系本科，毕业后长期研究神经医学专业，担任大内科主任和神经内科主任及医科大学教授，著有《神经病诊断学》等专著和医学论文过百篇，被任命为全军神经医学研究所顾问、中央首长保健医师，是罕有的将军级医学专家。

田教授在1972年又参加了全国第一届西学中高级研究班。此后，用中西医结合的办法，成功治愈了许多神经科疑难病，并且，参加研制疗效独特的"正天丸"（已入《中国药典》），以及一些至今未公开的治疗神经系统的方剂如镇眩汤、雷公丸等。

我早在上世纪80年代就有幸在田教授门下学习，近年来更是每周参加田教授主持的专家门诊。对田教授运用中医药治疗以神经科为主的各种内科杂病有一些心得，现部分介绍如下：

一、选用经方治疗神经系统疾病

1. 耳鸣、脑鸣：左慈丸加丹参、鸡血藤、田七末。

2. 脑鸣：左归饮加鹿角胶、龟板胶、女贞子、菟丝子。

3. 先兆性头痛：桃红四物汤加白芷、延胡索及某些虫类解痉药。

4. 三叉神经痛：三虫锁痫汤。

5. 血管性头痛和神经性头痛：正天丸或桃红四物汤加味。

6. 带状疱疹性头痛：血府逐瘀汤加味。

7. 不明原因偏头痛：散偏汤加田七。

8. 脑外伤后遗症：孔圣枕中丹加血府逐瘀汤。

9. 后天智力缺陷：孔圣枕中丹加六味地黄汤。

10. 老年突发精神异常（在排除器质性病变后）：血府逐瘀汤加逍遥散。

11. 焦虑忧郁症：逍遥散加甘麦大枣汤。

12. 癔病：甘麦大枣汤。

13. 不明原因怕冷症：附桂地黄汤加桂枝、山楂、麦芽。

14. 面神经炎：早期，葛根汤加牵正散或桃红四物汤加牵正散；后期，补阳还五汤加味。

15. 末梢神经炎：黄芪桂枝五物汤加鸡血藤、牛膝、姜活、独活。

16. 中风后遗症：补阳还五汤。

17. 重症肌无力（眼肌型）：陈夏六君汤加枸杞、菊花或补中益气汤。

18. 失眠：酸枣仁汤加丹参。

19. 脑瘤放化疗后：十全大补汤。

二、对某些中药的临床体验

1. 川芎：用于活血效果好，可重用至 30g。

2. 黄芪：为"补药之长"，治诸虚不足，可重用至100g。

3. 延胡索：一般用于胸胁、脘腹痛，但用于头痛等神经痛效果亦佳。

4. 葛根：以往认为葛根入脾经，脾主肌肉，所以解肌止痛，其实对头风痛和眉棱骨痛效果也不错。

5. 藁本：临床验证对头顶痛效果好。

6. 黄芩：临床验证对颞偏侧头痛效果好。

7. 羌活：临床验证对后头痛效果好。

8. 柴胡：对偏头痛有效，对诸头痛有协同止痛作用。

9. 鸡血藤：活血止痛效果好。

10. 后头痛：蔓荆子、羌活、独活。

11. 偏左头痛：柴胡、红花、生地、羚羊角、栀子。

12. 偏右头痛：黄芩、葛根、川芎、细辛。

13. 巅顶痛：藁本、吴茱萸、细辛。

14. 项背巅顶痛：羌活、吴茱萸、细辛。

三、中西医结合治疗的用药体会

1. 对某些慢性疾患，可以单纯用中药治疗。

如不明原因性头痛，不明原因性畏寒，先兆性头痛，脑外伤后遗症等。

2. 中西药同时使用，但使用中药后，西药就减少使用的品种或剂量。如治疗焦虑忧郁症，只用一种抗抑郁西药，其他症状就由中药解决。

3. 中药与西药不同时段使用。

如治疗神经性头痛，白天服中药，晚上睡前服一粒西比灵（西药）。

4. 用中药治疗神经系统疾患，多使用活血温补之品，这对行动不便不能常来复诊而要求开一周以上中药者，久服恐生燥热，可嘱病人多食水果蔬菜，多饮水，便会克服。此外，有些方剂，初服一二剂时，可能会有不适之感，但再服下去，以后就可能会适应。

5. 在中医治疗的神经系统疾病中，对于一些急性病变，如脑血管意外，某些慢性疾患，如癫痫、帕金森病、先天性器质性损害、畸形等，疗效还不理想，所以，在中西医结合中，还应注意扬长避短等问题。

6. 先学西医的中西医结合医师，临床思维往往是辨病施治。尤其是对西医有丰富临床经验的高年资中西医结合医师，他们善于总结中西医药物临床疗效。通过对住院病例和慢性病门诊，常可掌握一些中药的具体疗效，以及其与西药的搭配选用和代替使用，而不受中药归经的约束。

学弟心声

从祖父何继朗到顾玉潜老师的医道

我的祖父膝下共有子女七人，我父亲排第七，因而我也是祖父膝下最小的孙子。早在我 7 岁时，祖父就仙逝，所以他在我儿时的记忆中仅留下少少印记。依稀记得，祖父在家中甚为威严，说话时宗气十足。他爱好养花，上九路旧居天台上如同一个小花园，各色玫瑰、菊花、杜鹃、荷花、含羞草等等每于春夏季节争奇斗艳。当年的荷花缸如今仍在天台上每年长出嫩枝，盛夏季节仍可见荷花绽放，结出莲蓬，莲子甘甜无比。

我可谓"生不逢时"，无缘跟随祖父身旁继承其学术。从家中长辈口中得知，祖父医术高明，对付沉疴重疾往往药到病除，尤其令不少恶性肿瘤患者生命得以延续。及至我长成，进入广州中医药大学攻读中医学，毕业实习时进入广州市中医医院轮科实习。期间有幸遇到我的师父、我祖父门下大弟子顾玉潜副主任医师。在跟随顾玉潜老师修习医术期间，接触到临床各科疾病，其中不乏各种恶性肿瘤患者。顾玉潜老师治疗癌症方面，辨证紧抓正气虚与邪气实，邪气者从气滞、痰浊、瘀血、热毒辨证。顾老师选方遣药不泥古方，善用岭南特色中草药。从一个个实例中，让我接触并熟悉了鹰不泊、石上柏、八月札、屈

239

头鸡、葵树子、蛇舌草等等特色药材。而这些药材在大学课堂上是从未讲过的。跟随顾老师学习期间，不但拓宽了我的视野，扩展了临床诊治思路，更重要的是，我能够从中继承祖父的学术。

如今顾玉潜老师在繁忙的临床工作之后，挤出宝贵的休息时间，编写《医门杂著》。书中各种医话、杂谈，内容涉及医学各个方面，不但有临床典型病例，可让我们从中吸收老师的学术经验，并且可通过老师的学术了解到我祖父的学术；书中还有不少关于医学伦理道德的文章，读之可提高我们的修养。顾老师此前已有学术专著出版，如今《医门杂著》更是锦上添花，相信祖父在天之灵得知亦会含笑。

顾老师在临床中经常运用中西医结合的方法处方用药，往往能提高疗效，受到患者欢迎。通过顾老师，我还了解到我祖父当年也是中西医结合的传道者，他在诊治癌症患者的过程中，为提高疗效，监测病情，认真了解学习西医对肿瘤疾病的诊断方法，掌握相关标准和数据，得心应手地应用于临床。这使我对中西医结合的实践，也提高了兴趣。我过去曾听到这样的说法：中医与西医分别建立在完全不同的两套理论基础上，是两门理论体系完全不同的学科，因此中医与西医无法从根本上实现"结合"。诚然，中医学与现代西医学的理论基础和理论体系存在极大差异。中医学理论源于古代朴素唯物主义哲学思想，以精气学说、阴阳学说、五行学说为其基本哲学思想基础，其理论是由古人通过观察自然界，以取象比类的方法逐渐积累经验而成，其思维核心是领悟。其实，当今现代医学在发展过程中也不断借鉴传统中医学的理念，传统中医学在发展过程中也不断引入现代医学的研究成果，两者之间互相促进。传统中医学不是万能的，不可能通治百病；现代西医学也不是万能的，也存在很多不足。只有两者互通有无、互补不足，才能取得更大的发展、进步。我祝愿顾老师在中西医结合的探讨中，继续取得成就。

（广州市中医医院内分泌科住院医师　何万辉医学硕士）

随顾师临证心得

我原是湖北中医药大学应用心理学专业的学生，因为学校中医学的学习氛围浓厚，我渐渐对中医产生兴趣。但由于我不是真正的科班，所以在中医的学习上，和专业的医学学生是有相当的差距的，特别是在临床实践方面。后来，在大三的暑假，得到广州西关国医馆和顾玉潜老师的允许，我得以跟随顾老师出诊，开始我真正临床上的学习。

老师历年在很多地方出诊，接触到的疾病种类非常多，从感冒到肿瘤病，从儿科到老年病科，从内科到耳鼻喉眼科、皮肤科等都有涉及，而且老师辨证准确、用药恰当，对于擅长的皮肤病和肿瘤病等还有自己独特的见解，在跟诊的过程中，我学到了许多书本上没有的知识，真的受益匪浅。老师还会定期去香港授课，我会帮老师整理讲义和课件，也曾到过香港听老师的课，从中可以学习到老师的辨证思路和理论。跟诊时所学到的知识实在太多了，这里仅简述几条我最深的体会。

中西医结合，为我所用

其实，老师的中西医结合并不是中医、西医两者的简单相

242

加，亦不是以某一者为重点的结合。因为老师是先学中医，再攻读西医的，因此对两者的应用都非常娴熟。很多时候，老师都会先应用西医的先进技术对疾病作出一个明确的诊断，这样既方便又快捷地知道疾病的种类证型，然后就可以对证治疗了。治疗时，老师会结合各种因素，如病人的意愿、疾病的种类、病证发展阶段、病情的轻重等来作出治疗方案，以便能在最短的时间取得最好的疗效。例如，在治疗感冒时，老师会中西药结合来治疗，而两者之间疗效相似的药物，就会灵活运用，如用了西药消炎药，那么中药就少用清热解毒的药物，避免药效重复、杂乱，增加患者机体负担。通常在急性期先用西医来治疗，缓解期用中药来巩固，这样既有速度，也有疗效，让患者有信心，也可以根治疾病。总之老师就是利用两者的优势来进行疾病的诊断治疗，互补各自的不足，高效的同时，也减低了副作用，真正做到了为我所用。

寒热适当，三因相合

老师在用药方面也是很恰当的。老师用药时，会根据气候、地区和个人体质进行选药。在岭南地区，气候比较湿热，因此老师很少使用温热性质比较明显的药物，一般会选中性偏凉一点的药物，所以患者药后很少出现其他的不适。而对于一些平时很少吃药的人，因其受药性较好，所以用药时会选择温和一点的药物，剂量方面亦会酌情删减，但疗效还是一样好的。老师的处方整体上是趋于中性偏凉，细看每个药物都有自己的治疗症状，所以效果都会很好。

跟诊中所遇到的病例

我在跟诊中遇到几个比较典型的病例，很好地体现出上述两点。

1. 朱某，女，右颈部有一肿物，鸡蛋大小，质地坚硬，较难推动，表面光滑。刚开始诊疗时，做过多项西医检查，都没有发现异常情况，因此，运用中药进行治疗。老师主用清热散结的屈头鸡、猫爪草等，配合其他药物对其治疗。药后不久，肿物稍微松动，患者信心大增。后经过一年多的治疗，肿物基本消失。

2. 包某，女，安徽人，当地医院确诊为胃癌，来广州后，经多家医院检查，亦是相同诊断。患者没有接受任何西医治疗，只接受了老师的中医治疗。2 年后患者丈夫前来反馈，患者情况现在很好，回当地检查发现胃内肿物比以前缩小了，当地医生甚为惊讶。

3. 杜某，男，两年前发现耳后颈部有一拇指大小肿物，高度怀疑鼻咽癌。经过活检，没有发现任何异常，但 EB 病毒抗体 IgA 比值远远超过正常范围，达到 $1:80$。由于西医检查没有明确病症，只能用中药进行医治。近期复查 EB 病毒抗体，已回复正常水平内，为 $1:20$，且肿物基本消失。现定期复查，继续服用中药，巩固疗效。

这样的例子实在是太多了，在这里就不一一阐述了。我在跟诊的时候学到的东西对我将来行医有很大的帮助。老师的治病思路就是直接、有效。对于患者来说，能够最快最有效又最少副作用地解除痛苦，才是最需要的。因此能够灵活地运用各种手段进行治疗，患者就对医生更有信心，这样才会继续坚持治疗，以达到根治疾病的目的。而灵活地运用各种手段并不是一件容易的事，这需要有全面的中医和西医的知识，因此我的道路还是很漫长的，但我仍然会坚持下去的。最后，我在这里要谢谢西关国医馆和顾老师，让我有这个临床实习的机会。而我经过一年的努力，终于成功考取广州中医药大学中医内科心血管方向的研究生，我真的非常高兴，也再一次感谢顾老师的教导和鼓励。

（广州中医药大学硕士研究生　陈翠萍）

编后记

受到一番鼓励和催促，又经过一番犹豫，我总算把这集子交稿了。

尽管书中的不少内容都曾发表过或作过讲义，但重新翻出来，还是感觉有许多疏漏。加上前期松散，后期仓促，在文章的收集和编排上还有许多不足之处，更莫说书中的见解和水准了。恳请各路行尊和同道多多包涵，多提意见。

能成此书，得感谢荔湾区卫生局、荔湾区中医院和西关国医馆的大力支持。能得到麦家强馆长的策划，林鹏翔、田时雨和黄杰三位学长的赠序，十分感激。在编写和整理过程中，还得力于广州市中医院妇科医学硕士潘艳芳、皮肤科医学硕士蒋淑明、内分泌科医学硕士何万辉、内科医学硕士生陈德健、陈翠萍和中山医科大学营养学硕士生陈士盈等的帮助，在此再次感谢！

硕玉潜

2013 年 2 月

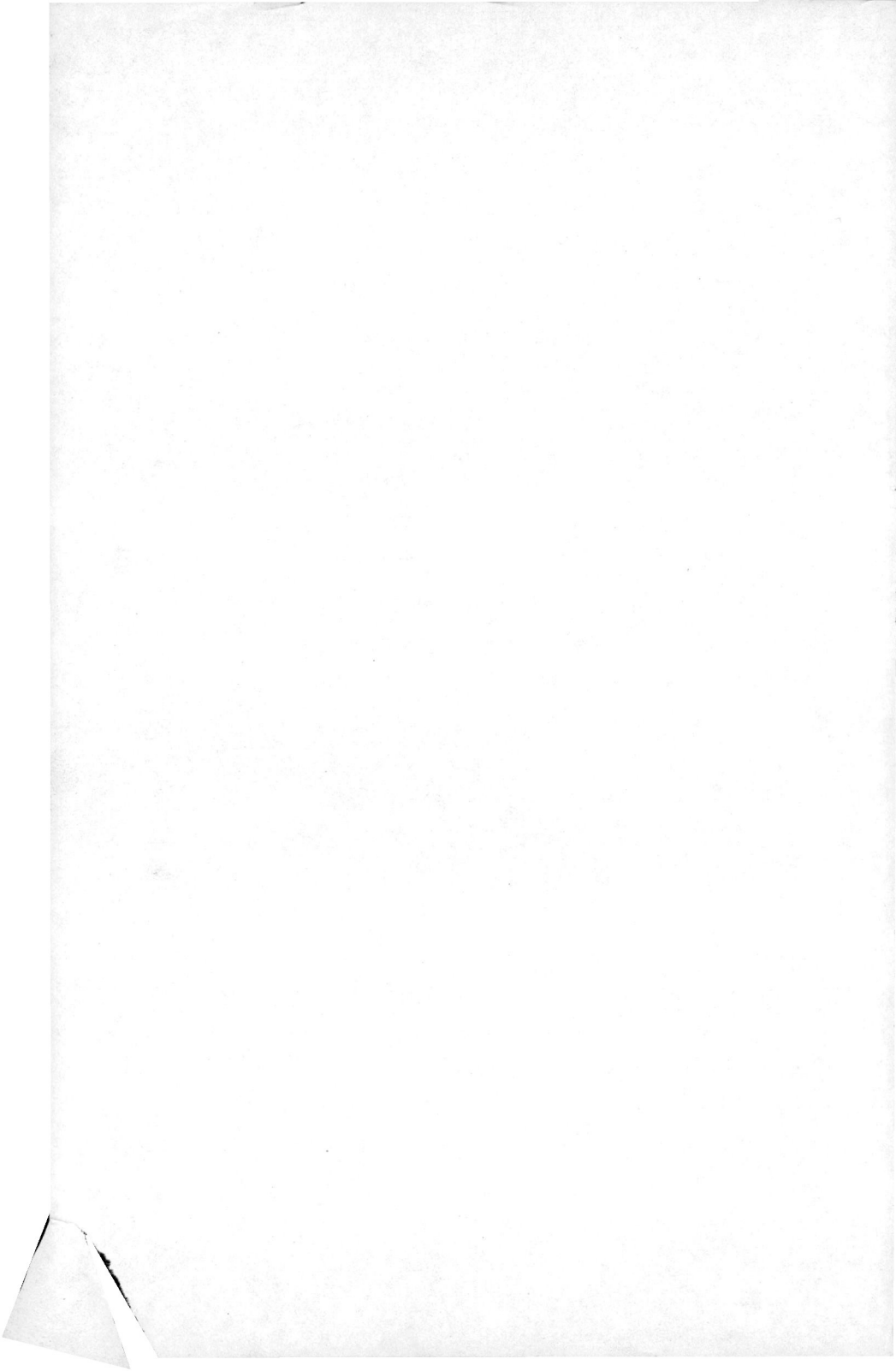